W0268976

HEFTE ZUR UNFALLHEILKUNDE

BEIHEFTE ZUR „MONATSSCHRIFT FÜR UNFALLHEILKUNDE
UND VERSICHERUNGSMEDIZIN"

HERAUSGEGEBEN VON PROF. DR. A. HÜBNER, BERLIN

HEFT 59

ZERREISSUNG DES ÄUSSEREN UND INNEREN KNIESEITENBANDES

BEHANDLUNGSERGEBNISSE
VON 1211 RÖNTGENOLOGISCH NACHGEWIESENEN
UND MIT HOLLERITHKARTEN VERARBEITETEN FÄLLEN

VON

DR. ERICH JONASCH

AUS DEM ARBEITSUNFALLKRANKENHAUS WIEN XX DER AUVA
LEITER PROF. DR. L. BÖHLER

MIT 57 ABBILDUNGEN

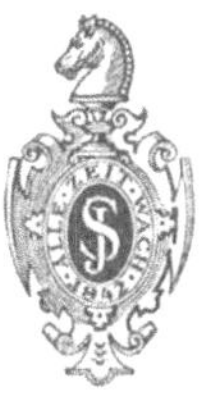

1958

SPRINGER-VERLAG / BERLIN · GÖTTINGEN · HEIDELBERG

ISBN-13: 978-3-540-02307-4   e-ISBN-13: 978-3-642-94738-4
DOI: 10.1007/978-3-642-94738-4

Vorwort

Über die Behandlung von Zerreißungen der Knieseitenbänder gibt es
eine große Literatur. Die Ansichten gehen weit auseinander. Die über-
wiegende Mehrzahl der Arbeiten befaßt sich mit der operativen Behandlung und nur verhältnismäßig wenige mit der konservativen. Die verschiedensten Operationsmethoden sind beschrieben und empfohlen worden. Die meisten berichten nur über wenige Fälle, die kurze Zeit beobachtet worden sind. Angaben über die Größe der Aufklappbarkeit sind sehr
selten.

Angaben über Spätergebnisse sind außerordentlich selten. Größere
Statistiken existieren nur von MAYR (1954) aus der Klinik von M. LANGE.
Er berichtet über 72 Plastiken des inneren und über 21 des äußeren Knieseitenbandes. Die Nachuntersuchung erfolgte ½—7 Jahre nach der Operation. Er rät von der Frühoperation wegen der Gefahr von Bandverknöcherungen ab.

Die zweitgrößte Statistik stammt von EHALT (1955). Er hat im Verlaufe von 2 Jahren 106 Fälle leichteren und schwereren Grades in den
ersten Tagen nach der Verletzung operiert. Um festzustellen, ob die operative oder konservative Behandlung bessere Erfolge gibt, hat er alle
eingelieferten Verletzten mit geringer und starker Aufklappbarkeit
genäht. 50 Fälle hat er nach ½—1½ Jahren nachuntersucht. Derzeit
operiert er nur mehr Fälle mit großer Aufklappbarkeit.

Als Begründung für die Operation wird von den meisten die Gefahr
der Arthrose, der Wackel- und Schlottergelenke, des Muskelschwundes,
der Einschränkung der Beweglichkeit und der oft wiederkehrenden Ge-
lenksergüsse angeführt. Ich habe den Eindruck, daß die Folgen von
Seitenbandverletzungen außerordentlich überschätzt werden. Wir haben
alle diese Schäden, wie später im einzelnen angeführt werden soll, bei
konservativer Frühbehandlung nur selten gesehen. Wir haben die operative Behandlung frischer Zerreißungen der Knieseitenbänder nur bei
10 Fällen durchgeführt und haben sie wieder aufgegeben, weil die Ergebnisse ungünstiger waren als bei der konservativen. Ich habe auch zahl-
reiche, an anderen Orten operierte Verletzte mit Dauerschäden und besonders mit starken Arthrosen gesehen, die bei konservativer Behandlung
recht selten sind. Manche hatten trotz der Operation ein lockeres Gelenk.
Es kamen darunter auch Fisteln und Kniegelenksempyeme vor.

Größere Statistiken über konservativ behandelte Zerreißungen der
Knieseitenbänder sind meines Wissens bisher noch nicht erschienen, ob-
wohl nur mit ihnen Auskunft über die Vor- und Nachteile verschiedener
Behandlungsmethoden gegeben werden kann. Statistiken sind aber nur

von Wert, wenn einwandfreie Unterlagen vorhanden sind. Um über die
Schwere der Verletzung unterrichtet zu sein, habe ich seit 1929 bei allen
Verletzten, bei welchen klinisch eine Lockerung des Kniegelenkes nachweisbar war, unter örtlicher Betäubung gehaltene Röntgenaufnahmen
des verletzten Kniegelenkes und seit 1933 zum Vergleich von beiden
Kniegelenken, bei einem Beugewinkel von 165⁰ machen lassen. Um diesen
Beugewinkel immer in der gleichen Art zu erzielen, hat KRÖMER bei uns
einen strahlendurchlässigen Lindenholzkeil von 4,5 cm Höhe eingeführt,
der unter das Knie gelegt wird. Da der Gelenkspalt in Streckstellung und
in dieser Beugestellung nicht bei allen gleich groß ist, sondern zwischen
5—10 mm schwankt, haben wir nicht mehr die absolute Aufklappbarkeit
ausgewertet, sondern den Unterschied oder die Differenz zwischen der
verletzten und der nicht verletzten Seite. Bei der Nachuntersuchung
wurden auch immer gehaltene Röntgenbilder beider Kniegelenke mit
dieser Technik gemacht.

Wir haben frische, veraltete und alte Verletzungen streng unterschie-
den. Als frisch bezeichnen wir nur solche bis zu 2 Wochen nach dem Unfall, weil bei den älteren das zerrissene Seitenband auch bei langdauern-
der Ruhigstellung in zweckmäßiger Lage nicht immer in richtiger Länge
zusammenwächst, sondern manchmal gedehnt bleibt. Außerdem wurde
auch das Lebensalters des Verletzten festgehalten, weil die meisten er-
wähnen, daß man jenseits des 40. oder gar des 30. Jahres nicht mehr
operieren soll. Bei unseren 481 nachuntersuchten frischen Zerreißungen
der Seitenbänder waren 385 = 79% über 30 und 269 = 54% über
40 Jahre alt.

Wir haben auch festgestellt, bei welchen Verletzten es sich um nicht-
versicherte Unfälle und bei welchen es sich um versicherte Betriebsunfälle gehandelt hat, weil die meisten Chirurgen und Orthopäden bei
den letzteren von einer Operation abraten.

JONASCH hat sich in 2 Jahre langer gründlicher Arbeit der Mühe unter-
zogen, 511 von unseren 1211 Fällen mit röntgenologisch nachgewiesener
Aufklappbarkeit nach einer Beobachtungszeit von 1—27 Jahren nach-
zuuntersuchen. Er hat von allen 1211 Fällen Hollerith- oder Lochkarten
angelegt, um die verschiedensten Fragen genau beantworten zu können.
Die übrigen waren verstorben, verzogen oder aus anderen Gründen nicht
erreichbar. Nach der Aufstellung eines genauen Arbeitsplanes haben wir
die Ergebnisse einige Male miteinander durchgearbeitet. Die Differenz
der Aufklappbarkeit war bei 40 von den 511 nachuntersuchten Fällen
weniger als 3 mm, und zwar bei 8 Fällen 1 mm, bei 36 Fällen 2 mm, so
daß man sie noch zu den Dehnungen des II. Grades der Kniebandverlet-
zungen zählen kann. Bei 101 Fällen war sie mehr als 10 mm, und bei
33 Fällen war sie mehr als 14 mm. Diese gehören also zum IV. Grad.
Neben diesen mehr als 1000 röntgenologisch nachgewiesenen Zerreißungen der Seitenbänder III. und IV. Grades haben wir über 5000 Zerrungen
und Dehnungen der Seitenbänder I. und II. Grades behandelt. Diese
brauchen weder eine Ruhigstellung noch eine Operation. Es genügt das
Anlegen eines Zinkleimverbandes von den Zehen bis zum Knie und eine
elastische Binde für das Knie.

Weil von den Anhängern der operativen Behandlung immer wieder angeführt wird, daß bei konservativer Behandlung 1. Wackel- und Schlottergelenke, 2. Arthrosen, 3. Muskelschwund, 4. Einschränkung der Beweglichkeit, 5. Reizergüsse und 6. Bandverknöcherungen auftreten sollen, hat JONASCH alle erreichbaren Verletzten daraufhin untersucht. Außerdem hat er 7. festgestellt, wie oft Kreuzbandschäden vorhanden waren, 8. wie oft ein unfallbedingter Berufswechsel vorgenommen werden mußte, 9. wie oft kein Sport mehr ausgeübt wurde, 10. welche Verletzten subjektive Beschwerden angaben und 11. wie viele versicherte Betriebsunfälle Dauerrenten beziehen und was die Ursache dafür ist.

Zu 1. *Wackel-* und *Schlottergelenke.* Unter Wackelgelenk versteht man am Knie eine Lockerung in der Frontal- oder Sagittalebene oder in beiden. Der Grad derselben wird gewöhnlich als gering (schwach) oder stark angegeben. Er kann aber im Röntgenbild sowohl in der Frontal- als auch in der Sagittalebene bei gehaltenen Aufnahmen leicht gemessen und mit der anderen Seite verglichen und in Millimetern ausgedrückt werden. Wir haben solche Messungen nur bei MAYR und EHALT gefunden. Manche sind nicht nur bei der Verordnung von Stützapparaten, sondern auch bei der Anzeigestellung zur Operation mit den Begriffen Wackel- und Schlottergelenk sehr freigebig und sprechen schon bei einer Aufklappbarkeit von wenigen Millimetern davon.

Die Anhänger der operativen Behandlung behaupten, daß es nicht möglich sei, Seitenbandrisse mit einer Aufklappbarkeit von mehr als 20 mm (Abb. 51 u. 54) das ist von einer Differenz von mehr als 10—15 mm ohne Operation zu heilen. JONASCH hat deshalb alle 101 Fälle mit einer primären Differenz der Aufklappbarkeit von mehr als 10 mm und besonders jene von mehr als 14 mm auf Seite 61 zusammengestellt. Er hat gefunden, daß bei der Nachuntersuchung nur 2 eine Differenz der Aufklappbarkeit von 3 mm, 3 Fälle von 4 mm, 3 Fälle von 5 mm und nur ein einziger von 6 mm hatten, während bei 24 Fällen eine Differenz der Aufklappbarkeit von 0—2 mm gefunden wurde. Fälle von 7 und mehr Millimetern sind nicht vorgekommen. Der Verletzte mit der größten Differenz der Aufklappbarkeit von 37 mm hatte beim Abschluß der Behandlung und bei der Nachuntersuchung nur mehr 2 mm. *Damit ist der Beweis geliefert, daß es bei frischen Zerreißungen der Knieseitenbänder innerhalb der ersten Woche nach der Verletzung durch genügend lange Ruhigstellung von 8—16 Wochen bei 165—170⁰ in der Regel gelingt, ein bandfestes Kniegelenk zu erzielen. Es muß deshalb unser Bestreben sein, die Verletzten möglichst bald zur Behandlung zu bekommen.* Bei Verletzungen, die mehr als 3 Wochen alt sind, kann bei einer Differenz der Aufklappbarkeit von mehr als 10 mm eine Operation in Erwägung gezogen werden.

Zu 2. *Arthrosen.* Die Anhänger der operativen Behandlung behaupten immer, daß die Operation notwendig sei, weil beim Bestehenbleiben auch von verhältnismäßig geringer Aufklappbarkeit schwere Arthrosen auftreten sollen. Nach unserer Erfahrung stimmt dies nicht. JONASCH hat bei 453 frischen Fällen von Zerreißungen des inneren und bei 28 des äußeren Seitenbandes bei einer Nachuntersuchung nach 1—25 Jahren bei 92 Verletzten eine Arthrose leichteren oder geringeren Grades mit

Entrundung oder Ausziehung der Gelenksränder (Abb. 51 u. 52) gefunden. Nur bei 3 Fällen ist eine stärkere Arthrose (Abb. 53—55) und bei 2 Fällen eine sehr starke Arthrose (Abb. 56 u. 57) aufgetreten. Beide sind erst verspätet, und zwar nach 2—3 Wochen, in Behandlung gekommen. Dabei hatte der Verletzte von Abb. 57 vor der Behandlung nur eine Aufklappbarkeit von 1 mm.

Zu 3. *Muskelschwund.* Die meisten Verletzten hatten trotz einer Ruhigstellung von 6—16 Wochen keinen Muskelschwund.

Zu 4. *Einschränkungen der Beweglichkeit.* Von 453 nachuntersuchten Verletzten hatten 295 ein frei bewegliches Gelenk. Eine Streckhemmung von mehr als 10^0 hatten 7 Fälle, und eine Beugehemmung von mehr als 20^0 hatten 21 Fälle. Die größte Streckhemmung ohne Nebenverletzung war 20^0 und die größte Beugehemmung 45^0. Es handelte sich dabei hauptsächlich um ältere Verletzte.

Zu 5. *Reizergüsse.* Weil wir nie massiert, passiv bewegt, überhitzt oder unterkühlt haben, wurde bei unseren Verletzten mit Ausnahme des Tabikers von Abb. 26 nie ein Reizerguß gefunden.

Zu 6. *Bandverknöcherungen.* Bei den 453 nachuntersuchten Fällen wurde 96mal Bandverknöcherung, und zwar gewöhnlich nur ganz geringen Ausmaßes, gefunden (Abb. 27a—d). Die Beweglichkeit war dadurch gewöhnlich nicht eingeschränkt. Sie entsteht wahrscheinlich, wenn beim Unfall kleine Perioststücke abgerissen werden. Nach operativer Behandlung und bei Nachbehandlung mit Massage, passiven Bewegungen und Überhitzung sieht man oft große Verknöcherungen (Abb. 34, 35, 38 und 39), welche zu einer Einschränkung der Beweglichkeit führen können.

Zu 7. *Kreuzbandschäden.* Gleich nach der Verletzung wurde bei den 453 frischen Fällen nur 32mal eine vordere Schublade gefunden, bei der Nachuntersuchung hingegen bei 168 eine meist geringe vordere und bei 5 Fällen eine hintere. Sie machte bei den meisten keine Beschwerden. Bei keinem trat eine starke Arthrose auf. Kreuzbandverletzungen machen in der Regel keine Beschwerden, wenn die Seitenbänder fest sind.

Zu 8. *Unfallbedingter Berufswechsel.* Von den 453 Verletzten üben 410 ihren alten Beruf aus. Nur bei 16 erfolgte ein unfallbedingter Berufswechsel, während die anderen inzwischen Altersrentner geworden sind.

Zu 9. *Sportausübung.* 52 Verletzte (11,4%) haben den Sport wegen der Verletzung eingestellt.

Zu 10. *Subjektive Beschwerden.* Von den 453 Verletzten waren 203 unfallversichert und 250 nicht versichert. Von den Unfallversicherten gaben 98 = 48,5% aus begreiflichen Gründen Beschwerden an, weil sie dadurch eine höhere Rente zu bekommen hofften. Von diesen Beschwerden waren 49 geringer, 15 mäßiger und 10 stärkerer Art. 24 spüren nur den Wetterwechsel. Von den 250 *Nicht*versicherten haben bei der Nachuntersuchung nur 54 = 22% Beschwerden angegeben. 27 geringer, 14 mäßiger und 1 stärkerer Art. 12 spüren nur den Wetterwechsel.

Zu 11. *Renten.* Von den 203 versicherten Betriebsunfällen ohne Nebenverletzungen erhalten 23 eine Rente wegen verminderter Erwerbsfähigkeit, und zwar 2 Fälle 10%, 13 Fälle 20%, 3 Fälle 25% und 4 Fälle

30%. Von diesen wurde manchen eine Rente zugesprochen, obwohl wir objektiv keinen Dauerschaden finden konnten.

Nach diesen Behandlungsergebnissen glauben wir, daß die konservative Behandlung bei frischen Fällen der operativen weit überlegen ist, wenn sie richtig durchgeführt wird. Es kommt besonders auf genügend lange Ruhigstellung von 6—16 Wochen bei günstiger Stellung von 165 bis 170⁰ an. Eine Überstreckung muß immer vermieden werden.

Die Vorteile der konservativen Behandlung sind 1. das Fehlen jeder Infektionsgefahr, 2. die kurze stationäre Behandlung, die bei vielen überhaupt nicht notwendig ist, 3. die Möglichkeit, sie überall ohne besondere Hilfsmittel durchführen zu können.

Wien, im Juli 1958

Lorenz Böhler

Inhaltsverzeichnis

Einleitung 1

Übersicht über die Literatur der Knieseitenbandzerreißungen 1

    I. Anatomie der Seitenbänder 9

   II. Aufgaben, Funktion und Verhalten der Seitenbänder des Kniegelenkes 11

  III. Experimentelle Untersuchungen an den Knieseitenbändern 12

  IV. Verletzungsmechanismus 15

   V. Pathologisch-anatomische Befunde bei der frischen Verletzung der Knieseitenbänder 16

  VI. Heilung der Seitenbandrisse (Experimentelle Studie) 18

 VII. Symptomatik 18

VIII. Klinische Untersuchung 18

  IX. Röntgenuntersuchung 21

   X. Behandlung der Zerreißungen der Knieseitenbänder 24

  XI. Nachbehandlung der Zerreißungen der Knieseitenbänder 26

 XII. Zerreißung des äußeren Knieseitenbandes mit Verletzung des Nervus peroneus 27

XIII. Seitenbandzerreißung und Tabes 30

XIV. Seitenbandzerreißung und spinale Kinderlähmung 34

 XV. Seitenbandzerreißung und Morbus Paget 35

XVI. Stiedascher Schatten und Bandverknöcherungen nach Zerreißung der Knieseitenbänder 35

XVII. Behandlungsergebnisse der Knieseitenbandzerreißungen 37

    1. Äußeres Knieseitenband 38

      a) Konservative Behandlung 38

      b) Operative Behandlung 45

    2. Inneres Knieseitenband 48

      a) Konservative Behandlung 48

      b) Operative Behandlung 72

XVIII. Begutachtung der Knieseitenbandzerreißung 73

XIX. Berentung nach Knieseitenbandzerreißung 77

Zusammenfassung 85

Literatur 85

Namenverzeichnis 87

Sachverzeichnis 88

Einleitung

Die erste Veröffentlichung, die sich auf Grund systematischer Versuche an der Leiche mit den Seitenbandrißformen befaßt, wurde 1845 unter dem Titel „Traité des maladies des articulations" von AMÉDÉ BONNET (Lyon) verfaßt. 1876 wurden auch das klinische Erscheinungsbild und die pathologisch anatomischen Formen der Seitenbandzerreißungen von dem Wiener Chirurgen DITTEL beschrieben. DITTEL wies darauf hin, daß die bei den von BONNET durchgeführten Leichenversuchen herrschenden Bedingungen auch in vivo auftreten können. Er gab eine genaue Beschreibung der am Lebenden auftretenden Formen der Seitenbandzerreißung und beschrieb unter anderem die gleichzeitige Verletzung des inneren Seitenbandes und des inneren Meniscus. Auch erwähnte er bereits den knöchernen Bandausriß.

In der Folgezeit wurde die Knieseitenbandzerreißung immer mehr in die klinische Betrachtung einbezogen und die Bedeutung der richtigen Behandlung dieser Verletzung für ein wieder funktionstüchtiges Kniegelenk erkannt.

Bei Durchsicht der Weltliteratur kann man heute feststellen, daß sich unzählige Veröffentlichungen mit diesem Thema befassen, zumal es in der jetzigen Zeit des Massensportes — Skilauf und Fußball — und der sprunghaft zunehmenden Motorisierung zu einer häufigen Verletzung der Knieseitenbänder kommt.

Trotz der Vielfalt der Veröffentlichungen gibt es kaum welche, die sich auf ein großes Zahlenmaterial stützen können und über exakte Nachuntersuchungsergebnisse verfügen. Die höchste bisher veröffentlichte Zahl mit genauen Nachuntersuchungsergebnissen sind die 50 Fälle von EHALT.

Der Zweck dieser Veröffentlichung ist, einerseits einen Überblick über den heutigen Stand des Wissens von den Knieseitenbandrissen und deren Behandlung zu geben, andererseits aber auch eine Übersicht über die Behandlung und deren Ergebnisse bei insgesamt 1141 Fällen von röntgenologisch nachgewiesenen Rissen des inneren und 70 des äußeren Knieseitenbandes, welche von 1926—1955, also in einem Zeitraum von 30 Jahren im Unfallkrankenhaus Wien zur Behandlung kamen.

Übersicht über die Literatur der Knieseitenbandzerreißungen

Im folgenden soll eine Übersicht über die die Knieseitenbandzerreißungen betreffenden Arbeiten gegeben werden, die zeigt, daß die Auffassungen über die zweckmäßigste und erfolgversprechendste Behandlung sehr verschieden sind. Wie bereits angedeutet wurde, kann sich aber keine dieser Veröffentlichungen auf eine große Zahl von Fällen stützen.

EDUARDS (1921) gibt den Ersatz des lateralen Seitenbandes mittels eines am Condylus lat. femoris gestielten Fascienlappens und eines ebenso langen Lappens aus der Bicepssehne an. Die Lappen werden an der oberen und unteren Ansatzstelle des Seitenbandes in vorher ausgemeißelten Knochenmulden befestigt und übernäht. Das mediale Seitenband wird aus den Sehnen des M. Gracilis und M. Semitendinosus ersetzt.

WILSON (1922) verwendet bei Zerreißung des Seitenbandes einen Fascia-lata-Streifen, indem er diesen unter ein vorher am Oberschenkelcondyl abgemeißeltes Corticalisplättchen durch Übernähen befestigt.

BONN (1922) ist der Ansicht, daß der wichtigste Faktor zum Entstehen eines Wackelknies die Kombination einer Seitenbandschädigung mit einer herabgesetzten Leistungsfähigkeit des Quadriceps ist. Er ersetzt das laterale Seitenband aus dem lateralen Anteil des Gastrognemicusbauches und der lateralen Hälfte des M.Soleus.

KATZENSTEIN (1927) behandelt die leichten Fälle der Risse des medialen Seitenbandes konservativ, die schweren operativ durch Naht des Bandes. Er unterscheidet eine quere Durchtrennung des Seitenbandes von einer Auffaserung desselben.

HORAN (1927) beschreibt die operative Behandlung bei 11 Fällen von Zerreißung und Überdehnung des vorderen Kreuzbandes und des medialen Seitenbandes. Die Ergebnisse sind derart, daß die Operierten den gewöhnlichen Anforderungen des Lebens gewachsen sind. In einem Fall mußte nachträglich eine Kniearthrodese gemacht werden.

HESELER (1928) beschreibt als Ursachen der Kontinuitätstrennung des medialen Seitenbandes die eitrige Einschmelzung, Verkäsung oder traumatische Durchtrennung. Viel häufiger jedoch sei die indirekte Durchtrennung des Seitenbandes durch Distorsion, Abduktion, Hyperextension, Rotation oder Luxation. Meist handle es sich nicht um eine Zerreißung der Bandsubstanz, sondern um einen Abriß an der knöchernen Ansatzstelle. Weitere indirekte Ursache einer Überdehnung des inneren Seitenbandes seien neurologische Erkrankungen wie Syringomyelie, Tabes, Myelitis und periphere Lähmungen. Als Spätfolgen beschreibt HESELER die Arthritis deformans und die Arthritis serosa chronica.

KATZENSTEIN (1929): Kasuistische Mitteilungen zweier Fälle.

ZAREMBA (1931) berichtet über einen Fall von Arthroplastik des Kniegelenkes, in deren Verlauf das mediale Seitenband durch einen Fascienlappen ersetzt wurde.

MANDL (1931): Am medialen Seitenband treten folgende Verletzungen auf: Ein- oder Abriß am Tibiaansatz, Ein- oder Abriß am Epicondylus femoris med. sowie Zerreißungen im Verlaufe des Bandes. Auch auf den Verletzungsmechanismus und auf die Symptome der Seitenbandstruktur wird eingegangen. Als Therapie bei leichten Fällen empfiehlt er Ruhigstellung durch Gipsverband für 4—5 Wochen. Bei schweren Rupturen mit deutlichem Anschlag soll frühzeitig operiert werden, d. h. Naht des Bandes und Kapselraffung. Bei veralteten Fällen wird plastische Operation empfohlen.

PORZELT (1932) ist der Ansicht, daß die vollständige Zerreißung des inneren Seitenbandes selten ist. Relativ häufig sind die Auffaserungen und die Dehnung. Die erstere ist nur operativ, die letztere konservativ zu behandeln, um gute Ergebnisse zu erzielen. Operativ wird die Frühoperation empfohlen. Sie besteht im Anfrischen der Bänder, Naht des Bandes unter Mitfassen des Meniscus, Sicherung der Naht durch einen freien oder gestielten Fascienlappen. Eine Meniscusresektion sei nicht notwendig.

WARNER (1932): Mediale Seitenbandverletzungen sind typisch für den Fußball und Skisport. In leichten Fällen konservative Behandlung mit Novocaininfiltrationen oder Gipsverband. Bei schweren totalen Bandzerreißungen Frühoperation und Naht.

LANGE (1932) beschreibt die Indikationen und Operationsmethode der Knieschlottergelenke unter besonderer Berücksichtigung der Verwendung von seidenen Bändern als Seitenbandersatz.

DEBRUNNER (1932) führt die häufig wiederkehrenden Schmerzen bei Seitenbandverletzungen, besonders beim Anspannen der Bänder auf die Ablagerung von Hämatoidinkristallen und die Bildung von Fibrinocyten zurück. Zur Behebung der dadurch bedingten Beschwerden schlägt er die Stichelung des Bandes bis auf den Knochen vor. Durch die dadurch entstehende aktive Hyperämie im Bereiche des Bandes sollen die Kristallablagerungen resorbiert werden.

REGELE (1932): Wichtig ist die diagnostische Abgrenzung der Seitenbandruptur gegen eine Verletzung des med. Meniscus. Als Folgezustände werden je nach der Schwere der Seitenbandverletzung, der Konstitution und der Heilungsbedingungen das Wackelknie oder die Kontraktur angegeben. Therapeutisch empfiehlt REGELE die Verwendung einer Gipshülse in Streckstellung bis zu 10 Wochen bei gleichzeitigem ausgiebigem Muskeltraining und Gehübungen mit dem verletzten Bein.

GOLD (1933) beschreibt 2 Fälle von veraltetem Wackelknie nach Entfernung des medialen Meniscus. Das gelockerte vordere Kreuzband wird durch eine Seidenschnur ersetzt und am medialen Seitenband eine Plastik unter Verwendung der Semitentinosussehne ausgeführt.

DEUBNER (1933) verwendet zur Fixation bei Einrissen des medialen Seitenbandes eine nasse Pappschiene oder eine Gipshülse, die in maximaler Varusstellung des Knies für ungefähr 4 Wochen angelegt wird.

JIRASEK (1933) weist darauf hin, daß das mediale Seitenband in enger Beziehung zur Gelenkkapsel steht und daß es bei Verletzung des Seitenbandes meistens auch zu einer Verletzung der Kapsel kommt. Als Therapie wird sowohl die Ruhigstellung im Gips für 6—12 Wochen als auch die operative Naht des Bandes empfohlen.

DEHNE (1934) weist besonders auf die Spätfolgen nach Seitenbandrissen hin, d. s.: Rezidivneigung, Reizzustände der Kapsel, Hypertrophie der zugeordneten Muskulatur, durch welche der Funktionsausfall der Bänder kompensiert werden soll, sowie abnorme Beweglichkeit des Gelenkes als unmittelbare Ursache der posttraumatischen Arthritis nach Bänderrissen.

CAMPBELL (1935) gibt als plastische Wiederherstellung des medialen Seitenbandes folgende Methode an: Hautschnitt parallel zur Quadricepssehne, der Patella und dem Lig. patellae bis zur Tuberositas tibiae. Bildung eines 1,5 cm breiten und 12 cm langen Fascienlappens, dessen proximale Basis in der Höhe der Kreisbogenmitte des inneren Oberschenkelcondyls liegt. 2,5 cm unter dem oberen Tibiaende werden in einem Abstand von 1,5 cm 2 parallele Querschnitte angelegt und subperiostal unterhöhlt, worauf der Fascienstreifen nach unten durch diese Schlitze durchgezogen, nach oben geklappt und in sich vernäht wird. Der Unterschenkel wird dabei in möglichster Streckstellung adduziert, Ruhigstellung im Gips durch 8 Wochen. Heilungsdauer ca. 16 Wochen.

HOHMANN (1035) gibt bei medialen Seitenbandrupturen bzw. Innenbandschwäche eine Vastusplastik an. Der Vastus med. wird als dreieckiger Zipfel mit seiner Fascienhülle gegen ein aus der äußeren Fascienwand geschnittenes Dreieck verschoben.

GEBHARDT (1935) führt eine Matratzennaht durch den Vastus lat. und den Maissiatschen Streifen mit einem gedoppelten, vorgespannten Seidenfaden durch, zieht dessen freie Enden durch den Bohrkanal des Wadenbeinköpfchens und verknüpft sie unter stärkster Spannung. Soweit der Seidenfaden unmittelbar der Kapselwand aufliegt, also in dem schmalen Spalt zwischen Tractus ileo-tibialis und dem Caput breve des M. Biceps, wird er mit einem gestielten Fettlappen der Umgebung umhüllt; anschließend Fixation durch 3 Wochen. Er operierte 14 Fälle mit gutem Erfolg. Die Beobachtungszeit reicht jedoch nur 1—$2\frac{1}{2}$ Jahre nach der Operation. Er schreibt auch, daß jedes Verfahren abwegig erscheint, das an der schadhaften Stelle des Bandes Bindegewebe aufsteppt oder Fascien- und Seidenzügel ohne jeden Zusammenhang mit einem Muskelzügel daraufsetzt.

LAGOMARSINO (1935): Der operative Ersatz des medialen Seitenbandes aus der Sehne des M. Sartorius oder M. Rectus internus, welche nach Durchtrennung 10 cm oberhalb ihrer Ansatzstelle durch einen queren subcorticalen Knochenkanal am Epicondylus med. hindurchgezogen und schleifenförmig vernäht wird.

OBERHOLZER (1936) empfiehlt als Therapie bei totaler Seitenbandzerreißung die Naht, bei partiellen Novocaininfiltrationen durch 2 Tage und Lagerung auf Kramerschiene in Streckstellung. Mit Bewegungsübungen soll möglichst bald begonnen werden.

MAROTTOLI (1936) gibt den plastischen Ersatz des medialen Seitenbandes aus den Sehnen des M. Semimembranaceus und M. Semitendinosus an. Postoperative Ruhigstellung im Gipsverband durch 4—6 Wochen.

PALMER (1936) tritt beim Riß des medialen Seitenbandes für eine Ruhigstellung im Gips für 5—6 Wochen ein. Es sollen 2 Gipsverbände angelegt werden und zwar der 1. in leichter Beugestellung und der 2. in voller Streckstellung. Bei bestehendem Knochenausriß erfolgt Fixation desselben mit dem Risslerstift. Die Erfolge der plastischen Bandersatzmethoden werden bezweifelt.

KRAUS (1936) ist der Ansicht, daß es eine vollständige Heilung der Bandrisse nicht gibt. In den weitaus meisten Fällen würde eine gewisse Bewegungseinschränkung des verletzten Kniegelenkes zurückbleiben. Wichtig erscheint die schmerzlose Mobilisation des Gelenkes innerhalb kurzer Zeit. KRAUS benützt zur Anaesthesie fast nur die Oberflächenbetäubung in Form von Vereisung der Schmerzpunkte. In dieser Anaesthesie erfolgt dann die aktive Bewegung des Gelenkes in Richtung der größten Bewegungseinschränkung. Behandlungsdauer 10—20 min, anschließend Alkoholumschläge.

PETITPIERRE (1936) gibt an, daß die Seitenbandverletzungen 15% aller Skiverletzungen ausmachen. Die Therapie richtet sich nach der Schwere der Verletzung. Im allgemeinen empfiehlt sich sofortige Ruhigstellung durch Gipsschiene in Streckstellung des Kniegelenkes und Belassen der Schiene für 6—18 Tage. Bei leichteren Fällen genügen bloße Hochlagerung, Kompressionsverband, Alkoholumschläge und 2 Tage Bettruhe.

DENK (1936) ist der Ansicht, daß der mediale Seitenbandriß beim Sturz nach vorne aus der Schneepflugstellung zustande kommt und am häufigsten ist. Das laterale Band kann beim Sturz aus der Stemmbogenstellung heraus reißen. Als Therapie wird die Fixation mit einer Gipshülse für 6—9 Wochen, bzw. bei leichteren Fällen die Kälteanaesthesie nach KRAUS angegeben.

SEEMEN (1936) lehnt Raffungen und Plastiken bei Rissen des inneren Seitenbandes ab. Er tritt dagegen für eine elektrochirurgische Verkochung der Bänder ein, da diese zu einer starken Narbenbildung führt. Das mediale Seitenband wird durch einen Bogenschnitt freigelegt und oberflächlich verkocht. Anschließend Ruhigstellung im Gipsverband für 6—8 Wochen, später aktive Muskelübungen.

LAGOMARSINO (1937) hat mit einer nicht näher beschriebenen Sehnenplastik bei Seitenbandrissen keine befriedigenden Erfolge gesehen, obwohl nach der Operation noch durch 3 Monate ein Gipsverband angelegt wurde. Einige Monate nach der Operation nahm die Seitenfestigkeit des Gelenkes wieder ab. LAGOMARSINO vertritt nun die Ansicht, daß durch einen Ersatz der Seitenbänder mittels Seidenfäden eine größere Stabilität des Gelenkes zu erreichen ist.

DICKSON (1937) schreibt, daß die Prognose schwerer Bandverletzungen des Knies schwierig sei. Er weist jedoch darauf hin, daß auch hoffnungslos erscheinende Verletzungen oft mit gutem Ergebnis ausheilen. Es soll daher erst dann eine Fascienplastik durchgeführt werden, wenn bei der konservativen Behandlung der Seitenbandruptur kein Erfolg zu erzielen ist.

VALLS (1937) empfiehlt das Wiederherstellen der gerissenen Bänder durch Naht derselben mit 4—6 dicken Seidenfäden. Die Ursache des Stiedaschattens führt er auf Abrisse von Knochenstücken zurück.

UNGER (1937) vertritt die Ansicht, daß sich eine Zerreißung der Knieseitenbänder durch Ruhigstellung im Gipsverband allein nicht heilen läßt und daß die operative Naht zur Wiederherstellung eines funktionstüchtigen Kniegelenkes unerläßlich sei.

SCHULZE (1937) weist auf die Spätschäden bei Meniscusoperationen durch Verletzung des Seitenbandes bei der Schnittführung hin. Zur operativen Wiederherstellung des inneren Seitenbandes wendet er eine modifizierte Vastusplastik nach HOHMANN an. Durch Anlegen des Dreieckes aus dem M. Vastus med. mit der Spitze nach unten, ergibt sich die Gelegenheit, zu weite Fascienstücke zu resezieren. Anschließend Ruhigstellung durch 3 Wochen. Er hat bei 20 Fällen bei einer Beobachtungszeit von 1 Jahr gute Resultate erzielt (mäßiges seitliches Nachgeben bei entspanntem, voller Halt bei angespanntem Muskel). Am äußeren Knieseitenband wendet er die Operationsmethode nach GEBHARDT an. Anschließend ebenfalls Ruhigstellung durch 3 Wochen.

KRÖMER (1937) teilt die Knieseitbandverletzungen nach der Schwere in 4 Gruppen. Therapeutisch geht er konservativ vor.

JAKOB (1937) vertritt die Ansicht, daß die sofortige Operation der Seitenbandruptur falsch und unnötig ist. Zuerst bei leichten Fällen Ruhe und Novocaininfiltrationen und bei schweren Anlegen einer ungepolsterten Gipshülse durch 8 bis

12 Wochen. Erst wenn es nach 12—14 Wochen zu keiner Festigkeit des Kniegelenkes gekommen ist, dann Raffung oder Fascienplastik des Seitenbandes.

MANDL (1937) hält die Erfolge von BÖHLER bei langer Ruhigstellung im Gipsverband für zweifelhaft und verwirft sie, weil sie angeblich eine schwere Atrophie der Oberschenkelmuskulatur zur Folge habe. MANDL injiziert an 2—3 aufeinanderfolgenden Tagen 5 cm³ einer 1%igen Novocainlösung an die Ansatzstellen der Bänder. Er erklärt den Erfolg nicht nur durch die analgetische Wirkung, sondern auch in Form einer Reflextherapie. MANDL gibt auch die Eigenblutinjektionen an die Seitenbänder an. Er nimmt an, daß sich das eingespritzte Blut organisiert und Bindegewebe bildet und es so zu einer Heilung des Bandes kommt.

RYERSON (1937) behauptet im Gegensatz zu den meisten anderen Autoren, daß es nur bei gestrecktem Knie zu Bandrissen kommen kann, da die Bänder bei gebeugtem Knie meist entspannt sind. Therapeutisch empfiehlt er hauptsächlich Ruhigstellung im Gipsverband, nachher Muskeltraining und Massage. Operativ soll der Ersatz des zerrissenen Bandes durch eine Fascienplastik erfolgen.

MAROTTOLI (1937) stellt das laterale Seitenband aus einem Segment der Bicepssehne her. Zur Verstärkung des neugeschaffenen Bandes wird ein gestielter Lappen aus der Fascia lata über das Band nach unten geschlagen und am Wadenbeinköpfchen angenäht. Nach der Operation erfolgt die Ruhigstellung im Gipsverband durch 4—6 Wochen.

SCOPPETTA (1937) berichtet über einen Fall, bei welchem das mediale Seitenband durch einen Fascia lata-Streifen plastisch ersetzt wurde.

FINOCHIETTO (1937) ersetzt das mediale Seitenband aus dem sehnigen Anteil des M. Vastus internus. Nach der Operation wird eine Gipsschale für 8 Tage angelegt, die dann durch einen großen Beckengips für die Dauer von 3 Wochen ersetzt wird.

PALMER (1938) behandelt die frischen Seitenbandverletzungen im allgemeinen konservativ. Bei sicheren Zerreißungen des inneren Bandes auch operatives Vorgehen.

JOHNER (1938) versucht therapeutisch bei Einrissen des medialen Knieseitenbandes Heftpflasterstreifenverbände. Der Heftpflasterverband wird sofort nach dem Unfall angelegt. Die Heilungsdauer wird mit 3 Wochen angegeben.

WAYNER (1938) geht therapeutisch sowohl konservativ mit 0,5%igen Novocaininfiltrationen, Röntgenbestrahlungen und Anlegen einer Gipshülse, als auch operativ mit Naht, Raffung oder Fascienplastik des Seitenbandes vor.

BAUMGARTNER (1938) beschreibt einen Fall eines medialen Seitenbandrisses, bei welchem es zur Interposition eines Bandstückes mit der daran haftenden Knochenlamelle kam.

CAMPBELL (1939) tritt erst dann für eine operative Behandlung mit Fascienplastik ein, wenn die konservative Therapie mit Ruhigstellung in einer Gipshülse durch 8—12 Wochen erfolglos ist.

DEHNE (1939) gibt folgende Behandlung bei Seitenbandverletzungen an: Sofortige Innervationsübungen des M. Vastus medialis und Anlegen einer Schiene während der Nacht, um Abduktionsbewegungen im Schlaf zu vermeiden. Nach 2—3 Tagen aktives Beugen und Strecken im Kniegelenk und zwar zuerst ohne und dann mit steigender Gewichtsbelastung am Fuß (3—13 kg). Beginn mit Gehversuchen, wenn die Bewegungen im Kniegelenk flüssig sind, sowie Abgewöhnen des Hinkens. Bei Auftreten von Schmerzen oder Ergüssen sollen die verlangten Übungen wieder herabgesetzt werden. Tritt eine starke Reaktion auf, so neuerliche Bettruhe. Die Behandlungsdauer überschreitet meist nicht 3 Wochen. Nach 6 Wochen kommt es in der Regel zu einer völligen Wiederherstellung.

FUGAZZOLA (1939) befürwortet die Ruhigstellung im Gipsverband durch 10 bis 12 Wochen. Danach aktives Training und physikalische Behandlung.

VALLS (1939) beschreibt die Komplikationen der Zerreißungen des inneren Seitenbandes, nämlich die Verletzung der Kapsel und Knochenabrisse am Bandansatz mit nachfolgenden Knochenwucherungen. Therapeutische Ruhigstellung im Gipsverband bis zu 8 Wochen, in schweren Fällen bis zu 10—12 Wochen. Nachher Massage sowie aktive und passive Bewegungsübungen.

GIRDLESTONE (1939) weist auf die Wichtigkeit der Erhaltung sowie der frühzeitigen Wiederherstellung des Muskeltonus bei Schäden im Bereich der Kapsel und des Bandapparates des Kniegelenkes hin. Bei leichteren Verletzungen der

Seitenbänder aktive Bewegungsübungen vom Anfang an. bei schweren Fixationen im Gipsverband durch mehrere Monate.

MANDL (1940) weist neuerlich auf seine 1937 von ihm angegebene Eigenbluttherapie hin. In Lokalanaesthesie Injektion von 5—10 cm³ Eigenblut an die Ansatzstelle des Seitenbandes bzw. in die Gegend des verletzten Anteiles desselben. Die Injektionen werden jeden 2. Tag wiederholt. Im ganzen sind 10—20 Injektionen notwendig. Für die Dauer der Behandlung soll das Knie durch eine Gipsschiene ruhiggestellt werden. Die Wirkung der Eigenblutinjektionen wird damit erklärt, daß das an die Gelenkkapsel gebrachte Blut eine Gewebsverlötung sowie eine Schrumpfung und Festigung der Kapsel bewirkt.

ROSEN (1941) tritt bei Zerreißung des inneren Knieseitenbandes für die Plastik desselben ein, mit der er gute Erfolge zu verzeichnen hat.

MILCH (1941) weist darauf hin, daß für die Festigkeit des Kniegelenkes hauptsächlich das innere Seitenband maßgebend ist. Auch das Schubladensymptom ist nach Ansicht des Verfassers auf einen Riß des inneren Seitenbandes zurückzuführen. Er empfiehlt den plastischen Ersatz des Bandes durch einen Fascienstreifen, welcher durch je 2 Bohrlöcher im Bereich des inneren Oberschenkelepicondylus einerseits und des Tibiakopfes andererseits geführt und in sich vernäht wird. Evtl. Revision des Meniscus und sofortige Entfernung desselben, wenn er beschädigt ist.

HAUSER (1947): Bei Frühfällen von Seitenbandrissen Ruhigstellung durch 8—10 Wochen mittels Gipsschiene, wobei das Knie in Streckstellung ist. Außerdem tritt er für einen sofortigen Beginn der Quadricepsübungen ein. Operativ gibt er eine extraarticuläre Methode an: Ein am oberen Rand der Patella gestielter Lappen wird aus dem medialen Anteil der Quadricepssehne präpariert und proximal durchtrennt, der Lappen bleibt nur am oberen Patellarand fixiert. Das proximale Ende wird nach unten geklappt und an der Medial-Hinterfläche der Tibia unter dem abpräparierten Periost mit einem Nagel oder einer Klammer befestigt und mit dem Periost vernäht. Das so geschaffene Band verläuft im gleichen Sinne wie das rückwärtige Kreuzband und kann gleichzeitig das mediale Seitenband ersetzen.

QUIGLEY (1949) erzielte durch Naht des Bandes prompte Wiederherstellung der Gelenksfunktionen. Bei einem Fall kam es nach konservativer Behandlung — Ruhigstellung im Gips für 14 Wochen — zu einer starken Bewegungseinschränkung im Kniegelenk. QUIGLEY ist der Ansicht, daß schwere Fälle von Knieverletzungen in Narkose untersucht werden sollen. Komplette Seitenbandrisse sollen wenige Tage nach der Verletzung genäht werden.

HERTEL (1949) schreibt, daß das Alter der Verletzten, die sich noch für eine Operation eignen, mit 45 Jahren zu begrenzen ist. Eine Arthrose stellt seiner Ansicht nach keine Kontraindikation dar. Er führt sowohl die Teilplastik, als auch die Totalplastik aus. Nach der Operation erhalten die Verletzten zuerst durch 4 Wochen einen Beckengips und dann durch weitere 4 Wochen eine Oberschenkelgipshülse.

MADILHAC (1949) beschreibt einen guten Erfolg bei einer freien Fascienplastik des lateralen Seitenbandes.

KRÖMER (1949) ist der Ansicht, daß man in allen Fällen trachten muß, mit der konservativen Behandlung — einer Gipshülse — auszukommen. Er weist auf die Wichtigkeit der entsprechend langen Fixierung hin. Führt diese nicht zum gewünschten Ergebnis, so ist vorerst zuzuwarten, bis sich die Bandnarbe gefestigt hat. Dann erst wird operativ vorgegangen: Freilegen des proximalen Bandansatzes und Abmeißelung desselben mit einer genügend starken Knochenschale. Diese wird nach proximal und hinten verlagert und mit 2 Schrauben befestigt.

FIORENTINI (1950) beschreibt einen Fall einer 12 Jahre bestehenden Verletzung des medialen Seitenbandes, welche von starker Valgusstellung, unsicherem Gang und Schmerzen begleitet war. Außerdem besteht eine erhebliche Arthrose. Plastik des zerrissenen Seitenbandes unter Verwendung der Semimembranaceussehne sowie Raffung der Kapsel. Der Erfolg war gut.

ULITSCH (1950) weist auf die Folgen einer unzweckmäßigen Therapie hin wie: Beugekontrakturen, Schlottergelenke und Arthrosen. Er gibt folgende Operationsmethode an: Anbringen eines in sich vernähten Fascia lata-Zügels zwischen Tibiakopf und medialem Oberschenkelepicondylus. Vernähen des Fascienzügels mit den Resten des gerissenen Bandes und der Kapsel. Lagerung auf Volkmannschiene, Bewegungsübungen im Bett. Nach 4 Wochen Aufstehen mit elastischem Knieverband.

MOMMSEN (1950) behandelt die veraltete Ruptur operativ. Er verzichtet bewußt auf das Aufsuchen des zerrissenen Bandes und verhindert dadurch die oft damit verbundene Eröffnung der Gelenkkapsel, weiterhin auf die Verwendung von Muskeln oder Sehnen der Umgebung, da es dadurch unter allen Umständen zu einer Schädigung des Muskelmantels im Kniebereich kommt, der ja gerade im vollen Umfang erhalten bleiben soll. Er benützt daher nur Sehnenteile, deren Ansatzpunkte mit dem inneren oder äußeren Seitenband möglichst übereinstimmen. Bei der Plastik des medialen Seitenbandes nimmt er von proximal die Adductorensehne und von distal die Sehne des M. Semimembranosus. Anschließend Bettruhe durch 4—6 Wochen, dann Aufstehen mit einer federnden Kniebeugeschiene. Bei der Plastik des äußeren Seitenbandes verwendet er von proximal die gestielte Bicepssehne und von distal das Septum intermusculare laterale. Er macht jedoch keine Angaben über Nachuntersuchungsergebnisse und über Anzahl der Fälle.

FINESCHI (1950) gibt das Verhältnis der Rupturen der medialen zu den lateralen Seitenbändern mit 6:1 an. Er findet die Ergebnisse der konservativen Therapie wenig befriedigend. Nur die leichten Fälle von Auffaserung oder Einrissen des Bandes geben funktionell brauchbare Ergebnisse. Schwere Fälle mit röntgenologisch nachweisbarem Klaffen des Gelenksspaltes zeigen als Spätresultate häufig Wackelknie und Arthrosen.

DONOGHUE (1950) ist für die möglichst frühzeitige Operation, weil diese die besten Erfolgsaussichten und zwar unabhängig von der Schwere der Verletzung hat. Wichtig erscheint ihm, daß nicht nur die oberflächlichen, sondern auch die tiefen Schichten der Bänder genäht werden.

CONVILLE (1950) steht auf dem Standpunkt, daß ein operatives Vorgehen bei Seitenbandrissen nur selten notwendig ist. Meist genügt die konservative Behandlung mit einer Gipshülse durch 4—5 Wochen. Vom ersten Tag an Quadricepsübungen. Nach dem Gipsverband elastischer Verband für 8 Wochen. Bei fortbestehendem Wackelknie Operation und zwar beim lateralen Seitenband Doppelung mit dem Tractus ileo-tibialis über dem durch Naht vereinigten Band. Als Ersatz des medialen Bandes verwendet CONVILLE die Sehne des M. Gracilis und bringt diese mit dem genähten Band in Deckung.

CAVE (1951) geht therapeutisch bei Seitenbandrupturen mit einer Gipshülse vor. Für die operative Therapie ist er nur bei sehr schweren Zerreißungen.

MOMMSEN (1951) beschreibt Operationstechniken bei veralteten Seitenbandrissen des Kniegelenkes.

BOSWORTH (1952) verwendet zum Ersatz eines gerissenen inneren Seitenbandes die Semitendinosus-Sehne. Die Wiederherstellung der Beweglichkeit würde jedoch einige Monate dauern.

UMANSKY (1952) verwendet zum Ersatz des medialen Seitenbandes einen Fascia lata-Streifen, der durch Bohrlöcher, die an den knöchernen Ansatzstellen des Seitenbandes angelegt werden, hindurchzieht. Der Streifen wird in sich vernäht. Wenn die Möglichkeit besteht, soll auch das gerissene Seitenband genäht werden.

BÄR (1953) bezeichnet die Späterfolge der operativ behandelten Seitenbandverletzungen als nicht befriedigend. Die gute Funktion besteht nur durch 1—2 Jahre nach der Operation, dann treten häufig Insuffizienz des Bandapparates sowie Reizerscheinungen und rezidivierende Ergüsse im Kniegelenk auf. Die nach der Operation noch straffen Narben beginnen schlaff zu werden, transplantiertes Material wird oft resorbiert. Die posttraumatische Arthritis deformans ist häufig. Besonders ungünstig sind die Ergebnisse bei Verletzten, welche über 30 Jahre alt sind. BÄR führt Beispiele von Verletzten an, bei welchen die Unfallrente innerhalb von 1—1½ Jahren infolge Verschlimmerung der postoperativen Beschwerden von 10—20% auf 30% hinaufgesetzt werden mußte. Er entwickelte einen Stützapparat, der bei veralteten Kniebandschäden zu tragen ist.

BÖHLER, J. (1953) tritt für die konservative Behandlung der medialen Knieseitenbandrupturen ein, da die Ergebnisse der Naht der Seitenbänder nicht gut sind (Bandverknöcherungen, Saphenusstörungen, stärkere Arthrosen).

POLI (1953) operiert die schweren Seitenbandzerreissungen 7—10 Tage nach dem Unfall und zwar ersetzt er das mediale Seitenband aus der Sehne des M. Semitendinosus. Er weist ausdrücklich darauf hin, daß nur sehr schwere Fälle operativ behandelt werden sollen. Bei leichteren Fällen kommt man konservativ mit Ruhigstellung im Gipsverband durch 8—10 Wochen aus.

RÜTHER (1954) weist darauf hin, daß die nachträgliche Bandplastik der kombinierten inneren Knieseitenband- und Kreuzbandverletzung keine guten Ergebnisse zeitigt. Die primäre operative Behandlung wird bei diesen Fällen für zweckmäßig gehalten. Es kommt bei der Operation auf genaue Adaption der zerrissenen Bandteile an, nicht aber auf eine stabile Verflechtung. Es genügen wenige dünne Catgutnähte zur Vermeidung eines großen Entzündungsreizes. Die Ruhigstellung nach der Operation beträgt 4—6 Wochen.

BASTIEN (1954) hebt die Wichtigkeit der psychischen Einstellung der Verletzten zur Operation hervor. Wenn die Gefahr einer Rentensüchtigkeit vorhanden ist, sind damit keine guten Resultate zu erwarten.

DONOGHUE (1954) ist der Ansicht, daß die Frühoperation die besten Erfolgsaussichten hat und zwar unabhängig von der Schwere der Verletzung. Als Operation kommt die Naht und evtl. die Verstärkung der gerissenen Bänder bei einer Stellung im Kniegelenk von 160⁰ in Frage.

MAYR (1954) operiert das gedehnte mediale Seitenband folgendermaßen: Abtragung des von der Gelekkapsel isolierten Seitenbandes an seinem Ursprung mit einer Knochenlamelle, Bildung eines Bohrkanales, 1—1,5 cm proximal des ursprünglichen Ansatzes. Seidendurchführung durch den Kanal und Vernähung des nach proximal verlagerten Bandes. Bei stärkerer Lockerung erfolgt Muskelzügelung des Bandes nach der von HOHMANN angegebenen Methode. Anschließend Beckengips durch 4 Wochen, dann Gipshülse durch 3—4 Wochen. Bericht über 72 Plastiken des inneren und über 21 des äußeren Knieseitenbandes.

SCHMIDT (1955) ersetzt das laterale Seitenband aus gestieltem Fascienmaterial, welches aus dem Tractus ileo-tibialis gewonnen wird. Zur Plastik des medialen Seitenbandes schlägt er die Verwendung von Cutisbändern vor, welche mittels Perlonfäden an je 2 Bohrlöchern am Ober- und Unterschenkel befestigt werden. Die Cutislappen können der seitlichen Bauchwand oder vom Oberschenkel entnommen werden. Nach der Operation Beckengips in 15⁰ Beugung im Kniegelenk durch 4 Wochen, dann Gipshülse in Streckstellung durch 5 Wochen mit anschließender Übungsbehandlung.

REISSIGL (1955) weist darauf hin, daß die Verletzungen des Kniegelenkes beim alpinen Skilauf zahlenmäßig an der Spitze stehen. Die Verletzungen des medialen Seitenbandes machen 87% aller Knieverletzungen aus. Er tritt für die konservative Therapie der Risse des medialen Seitenbandes mit Gipshülse für 6—12 Wochen ein.

EHALT (1955) operierte 106 mediale Seitenbandverletzungen der Gruppe III und IV nach BÖHLER ohne Rücksicht auf Alter und Beruf. Die Naht des Bandes erfolgte unter Schonung des medialen am Knie verlaufenden Saphenusastes mit Pehafil oder dünnster Seide. Anschließend Ruhigstellung im Gips durch 3 Wochen bei 160⁰ und für weitere 3 Wochen in Streckstellung des Kniegelenkes. EHALT ist der Ansicht, daß trotz der guten Erfolge der konservativen Therapie bei Verletzten bis zu 40 Jahren das operative Vorgehen angezeigt ist.

MANDL (1955) tritt für die operative Behandlung der Knieseitenbandrupturen ein.

RÜTHER (1955) ist bei Beibehaltung der Verletzungseinteilung nach BÖHLER für die konservative Therapie bei Verletzungen 1. und 2. Grades, bezweifelt aber den Erfolg einer auch 16wöchigen ununterbrochenen Ruhigstellung im Gipsverband bei den Verletzungen des 3. und 4. Grades. In diesen Fällen sollen die verletzten Bänder genäht werden und das Gelenk anschließend für 5—8 Wochen im Gipsverband ruhig gestellt werden.

JELINEK (1956) tritt für eine operative Behandlung der Risse der Seitenbänder ein und zwar mit der gestielten oder freien Fascientransplantation, die am 7. bis 8. Tag nach der Verletzung ausgeführt werden soll.

JONASCH (1956) ist der Ansicht, daß die konservative Therapie der lateralen Knieseitenbandrupturen in jeder Hinsicht der operativen überlegen ist (Fehlen eines Operationsrisikos, volle Arbeitsfähigkeit, keine verlängerte Gesamtbehandlungszeit bei stark verkürztem, stationären Aufenthalt). Operativ soll nur bei Interposition des Seitenbandes bzw. bei knöchernem Ausriß, der konservativ nicht ausgeglichen werden kann, vorgegangen werden.

JELINEK (1956) behandelte Seitenbandverletzungen ohne Ruptur außer mit Procaininfiltrationen noch mit Cortison lokal und erzielte damit schneller Schmerzlosigkeit und eine kürzere Wiederherstellungszeit.

I. Anatomie der Seitenbänder

Das Kniegelenk ist im wesentlichen ein Scharniergelenk, dessen Führungsbänder die Seiten- und Kreuzbänder sind. Die Seitenbänder sind extraarticulär gelegen und verbinden die Epicondylen des Femurs mit jenen der Tibia bzw. mit dem Fibulaköpfchen.

1. Laterales Seitenband

Dieses Band ist ein gut ausgebildeter, etwa 7 cm langer spulrunder Strang, dessen Faserzüge zueinander parallel verlaufen. Das Band zieht im freien Verlauf vom Epicondylus lateralis femoris zum Capitulum fibulae. Nahe dem Wadenbeinköpfchen wird das Band von der Sehne des M. bices femoris umschlungen. Zwischen dieser Sehne und dem Seitenband findet sich die Bursa musculi bicipitis distalis. Der Raum zwischen dem freiziehenden Band und dem Ober- bzw. Unterschenkelknochen wird durch ein Fettpolster ausgefüllt, in welchem Blutgefäße verlaufen, die zu den Vasa gen. dist. gehören.

In der Literatur sind sowohl Verdoppelungen als auch das vollständige Fehlen des eigentlichen Seitenbandes beschrieben worden (FICK).

2. Mediales Seitenband

Das mediale Seitenband gliedert sich in 4 Teile bzw. Faserzüge, welche miteinander eine funktionelle Einheit bilden (ABBOTT, SAUNDERS, VOSHELL, BRANTIGAM).

1. Vorderer oberflächlicher Anteil. Er ist ca. 12 cm lang und 1 cm breit und setzt proximal am medialen Epicondylus femoris an. Der distale Ansatz befindet sich an der medialen Fläche der Tibia, ca. 6 cm unterhalb des Gelenksspaltes und wird von der Sehnenplatte des Pes anserinus überdeckt.

2. Vorderer tiefer Anteil. Dieser Anteil liegt unterhalb der oberflächlichen Bandschicht, mit der er innig verbunden ist. Seine Fasern überbrücken das Gelenk und ziehen vom Epicondylus medialis femoris zum Rand des Condylus medialis tibiae. Sie verstärken den vorderen proximalen Teil des Seitenbandes und haften auch am Rand des medialen Meniscus.

3. Rückwärtiger oberer schräger Anteil. Die Faserzüge dieses Teiles verlaufen vom hinteren Teil des Ansatzes am Oberschenkel nach hinten unten zum Rand des Condylus medialis tibiae. Er steht auch mit dem medialen Meniscus in Verbindung und bildet so eine zusätzliche Verankerung.

4. Rückwärtiger unterer schräger Anteil. Seine Fasern entspringen oberhalb des distalen Bandansatzes und verlaufen nach proximal. Sie überbrücken die Sehne des M. Semimembranosus und ziehen nach dem rückwärtigen Teil des Condylus medialis tibiae, wo sie sich mit den Faserzügen des oberen schrägen Bandanteiles vereinigen und gemeinsam ansetzen.

3. Struktur der Seitenbänder

Die Seitenbänder des Kniegelenkes bestehen in ihrer Hauptmasse aus zellarmen kollagenen Fasern ohne elastische Elemente. Nur in den lockeren oberflächlichen Schichten des Peritendineums finden sich elastische Fasern. Diese Tatsache ist klinisch insofern von Bedeutung, als die Bandmasse innerhalb eines intakten Peritendineums zerreißen kann, während das letztere erhalten bleibt und nur wie ein elastischer Schlauch gedehnt erscheint.

Auch bei den Erscheinungen der Zerrung und Überdehnung eines Seitenbandes kommt es zu Zerreißungen in verschiedenen Schichten der Bandmasse, wobei die ursprüngliche Anordnung der kollagenen Fasern zerstört, das Band aber von einem äußerlich intakt erscheinenden, in Wirklichkeit aber gestreckten Peritendineum überdeckt wird.

4. Blutversorgung der Seitenbänder

Da der Nahrungsbedarf des kollagenen Gewebes gering ist, sind die Bänder an sich arm an Gefäßen. Hinsichtlich der vermehrten Blutversorgung, welche zur Heilung der Verletzung innerhalb der Bandsubstanz erforderlich ist, sind die Seitenbänder insofern in einer günstigen Situation, als sie mit dem Gefäßplexus des perisynovialen Bindegewebes bzw. mit dem Rete arteriosum genus in Verbindung stehen, welches von den AA. genus prox. und den AA. genus dist. gespeist wird. Außerdem beteiligen sich am Aufbau dieses Gefäßnetzes noch medial die AA. Recurrentes tibialis ant. et post., welche von den Ästen der A. poplitea abzweigen.

Die abführenden Venen verhalten sich ähnlich wie die Arterien. Sie treten in der Subcutis mit den dort befindlichen oberflächlichen Venen in Verbindung, durch welche das Blut der V. Saphena magna und parva zugeführt wird. Die Lymphe wird zum Teil in subcutanen, zum Teil in tiefen Lymphgefäßen abgeleitet und den L. poplitei und subinguinalis zugeführt.

5. Innervation der Seitenbänder

Während sich im Gelenkknorpel und in den Menisci keinerlei nervöse Elemente finden, verfügen sowohl die Gelenkskapsel als auch die Bänder des Kniegelenkes über eine reichliche Nervenversorgung (NYSTRÖM), durch welche sie in der Lage sind, als Vermittler einer harmonischen Zusammenarbeit zwischen dem Gelenk und den dem Gelenk zugeordneten Muskelgruppen zu wirken. PAYR bezeichnet dieses Zusammenspiel als

„kinetische Kette", deren aktiver Teil von der Muskulatur mit ihren motorischen Nervenendigungen und deren passiver Teil vom Gelenk mit Kapsel und Bandapparat mit ihren sensiblen Receptoren gebildet wird.

Pathologische Reize, welche die sensibel innervierten Gebilde des Gelenkes treffen, führen auf dem Weg über die sensiblen Nervenendigungen und die zentripetalen Nervenfasern zu einer Tonussteigerung der dem Gelenk zugeordneten Muskulatur.

PAYR sagt: „Der Hartspan oder Hypertonus ist die Reaktion des aktiven Gliedes der kinetischen Kette auf die erfolgte Schädigung eines Gelenkes". Der protektive Hypertonus kann durch die verschiedensten pathologischen Reize, welche das Gelenk treffen, und natürlich auch durch ein Trauma ausgelöst werden.

Die die Seitenbänder und die Gelenkskapsel versorgenden Nerven stammen aus den hier vorbeiziehenden großen Nervenstämmen, und zwar vom N. tibialis und N. fibularis, während ventral Äste des N. cutaneus femoris ant. et post. sowie der Ramus infrapatellaris des N. saphenus teilweise in die Haut, in die Gelenkskapsel und in den Bandapparat eintreten.

Vom vegetativen Nervensystem sind die Gelenkskapsel und der Bandapparat mit sympatischen Fasern versorgt. Verletzungen dieser Gebilde haben daher auch vasomotorische Störungen zur Folge, welche ihren augenfälligsten Ausdruck im Ödem des Gelenkes finden.

II. Aufgaben, Funktion und Verhalten der Seitenbänder des Kniegelenkes

1. Aufgaben der Führungsbänder

Die Führungsbänder haben 2 Aufgaben zu erfüllen. 1. Die sichere Führung des Gelenkes innerhalb seines normalen Bewegungsumfanges. 2. Das Verhindern abnormaler und unphysiologischer Bewegungen.

Daher bilden die Führungsbänder einen wesentlichen Bestandteil der funktionellen Gelenkseinheit, welche im Falle des Kniegelenkes aus den Gelenkskörpern, den Menisci, der Kapsel und den Bändern einerseits und dem Gelenk zugeordneten Muskelgruppen andererseits besteht.

2. Bewegungsumfang des Kniegelenkes

Das Kniegelenk läßt Bewegungen in 2 aufeinander senkrecht stehende Hauptachsen zu. a) Beuge- und Streckbewegungen um eine annähernd quere Achse, b) Drehbewegungen um die Längsachse des Unterschenkels. Diese sind mit Ausnahme der äußersten Beuge- und Streckstellung in jeder sonstigen beliebigen Stellung des Gelenkes möglich. Die Streck-Beugebewegung ist daher für den größten Teil ihres Bewegungsumfanges nicht zwangsläufig mit einer Drehbewegung verbunden. Nur der letzte Abschnitt von Streckung bzw. Beugung ist unvermeidlich mit einer sogenannten „Schlußkreiselung" im Kniegelenk gekoppelt.

3. Funktion und Verhalten der Seitenbänder bei den Bewegungen des Kniegelenkes

1. Seitliche Einknickung und Parallelverschiebung der Seite nach. Die Seitenbänder versteifen in erster Linie das gestreckte Kniegelenk und verhindern somit ein seitliches Einknicken. Außerdem stellen sie sich einer Parallelverschiebung der beiden Gelenksflächen nach der Seite hin entgegen.

2. Innen- und Außendrehung. Die Außendrehung im Kniegelenk wird durch beide Seitenbänder gehemmt. Diese verlaufen bei der Außendrehung schräg. Bei gesteigerter Außendrehung wird dieser schräge Verlauf vermehrt, wodurch die Seitenbänder angespannt werden. Das mediale Seitenband ist an der Hemmung der Drehbewegung, besonders der Außendrehung mehr beteiligt als das laterale Band. Vermehrte Außendrehung spricht daher für einen Bandschaden, vor allem für eine Schädigung des medialen Seitenbandes. Das Außenband ist bei Innendrehung gespannt, bei Außendrehung erschlafft. Das Innenband ist bei Innendrehung mit allen, bei Außendrehung in seinen rückwärtigen Zügen angespannt.

3. Beugung und Streckung. Die Streckbewegung findet ihren Abschluß in der maximalen Spannung beider Seitenbänder, d. h. sie ist beendet, wenn das Kniegelenk durch die Spannung der Seitenbänder vollkommen seitenfest ist. Das laterale Seitenband ist in Streckstellung des Kniegelenkes gespannt, es entspannt sich bei der reinen Beugung ohne Drehbewegung des Kniegelenkes. Beim medialen Seitenband sind sämtliche Züge in Streckstellung und die rückwärtigen Züge in Beugestellung gespannt. Durch die Spannung dieser rückwärtigen Faserzüge wirkt das mediale Seitenband auch als Hemmer der Beugebewegung.

Wenn man das Verhalten der Seitenbänder bei den Bewegungen des Kniegelenkes betrachtet, findet man es erklärlich, daß das mediale Seitenband bei den Verletzungen des Kniegelenkes zahlenmäßig an hervorragender Stelle steht. Ist es doch bei jeder Bewegung des Kniegelenkes mit irgendwelchen Faserzügen hemmend beteiligt und in keiner Stellung in allen seinen Faserzügen entspannt. Es ist daher äußersten Beanspruchungen unterworfen.

III. Experimentelle Untersuchungen an den Knieseitenbändern

FESSLER machte Zug- und Torsionsversuche über die Bänder und Kapsel des Kniegelenkes. Die Zugfestigkeit für die Gelenkskapsel beträgt 315 kg, für die beiden Kreuzbänder 70—105 kg und für die beiden Seitenbänder 58—160 kg. Eine elastische Dehnung ist im Kniegelenk bis zu einer Belastung mit 50 kg vorhanden, über 50 kg bleibt eine bleibende Dehnung von 0,15—0,3 mm, über 100 kg von 0,1—0,8 mm, und über 200 kg eine solche von 4—5 mm bestehen.

FESSLER fand, daß die Bänder stets an den Knochenansätzen abrissen und führte dies als Beweis dafür an, daß diese die schwächsten

Stellen der Bänder sind. Nun ist bekannt, daß der knöcherne Ausriß der Seitenbänder äußerst selten ist, wie dies auch die Durchsicht des großen Materials des Unfallkrankenhauses Wien ergab, eine Tatsache, auf die unten noch näher eingegangen werden soll.

EWEN JACK, der Versuche an Katzen über die Heilung der Seitenbänder anstellte, hat im Gegensatz zu FESSLER wieder nie einen knöchernen Ausriß beobachten können. Die Ruptur der Seitenbänder erzeugte er durch ruckartiges Biegen der Kniegelenke über die Tischkante. Die physikalische Erklärung für diese beiden verschiedenen Ergebnisse — bei FESSLER der knöcherne Ausriß, bei JACK die reine Seitenbandzerreißung — ist darin zu suchen, daß bei einer plötzlichen Beanspruchung Zugkräfte auftreten, die größer sind als die Reißfestigkeit des Bandes (995 kg pro Quadratzentimeter), so daß diese momentan überschritten wird, ohne daß sich die wirkenden Kräfte bis zu den Ansatzstellen am Knochen fortpflanzen können, währenddem es bei der langsamen Beanspruchung zu einer vollen Belastung der Bandansatzstellen kommt (Oberschenkelknochen Bruchbelastung 580 kg/cm²). Da die Reißfestigkeit des Bandes höher ist als die Bruchbelastung des Knochens, reißt nicht das Band, sondern es kommt zu einem knöchernen Ausriß am Knochen.

Diese Tatsachen hat JONASCH auch bei seinen Versuchen an der Leiche bestätigt gefunden. Es kam nämlich bei langsamer Belastung des Kniegelenkes im Sinne der Valgusstellung in der Regel zum knöchernen Ausriß des inneren Knieseitenbandes am Oberschenkelcondyl. Interessanterweise kamen die knöchernen Ausrisse erst bei einer durchschnittlichen Aufklappbarkeit des Gelenksspaltes auf 34 mm zustande. Vorher war eine makroskopische Verletzung der Seitenbänder nicht nachweisbar. Bei den Versuchen der ruckartigen X-Vermehrung im Kniegelenk kam es nie zu einem knöchernen Ausriß (Abb. 1—5).

HORWITZ gelangte auf Grund von Untersuchungen an 20 Kniegelenken von Leichen zur Feststellung, daß die Seitenbänder für die Festigkeit des Kniegelenkes von ausschlaggebender Bedeutung sind. Er ist der Ansicht, daß die Festigkeit des Kniegelenkes allein durch das Ausheilen der Seitenbänder wiederhergestellt werden kann, auch wenn die zugehörigen Kreuzbänder gerissen sind und gerissen bleiben.

DICKSON fand bei Leichenversuchen, daß die Entfernung der Knieseitenbänder allein bei intakten Tibiacondylen noch keine Wackelbewegungen am durchgestreckten Knie zuläßt, sondern daß seitliche Wackelbewegungen erst dann möglich sind, wenn eines der Kreuzbänder gelockert oder gelöst wird. Er schließt daraus, daß die Wackelbewegungen am durchgestreckten Knie eine sehr viel schwerere Verletzung als einen bloßen Seitenbandriß anzeigen.

NICOLETTI entfernte bei Hunden die Seiten- und Kreuzbänder und ersetzte sie durch gestielte und freie Knochenhautlappen, Fascienlappen und Sehnenstücke. Die besten Ergebnisse lieferten die Periostlappen, die starke Ligamente bildeten, während die Fascienstücke keine besonderen Resultate zeigten, sich meist gangrenös abstießen und durch Bindegewebe ersetzt wurden.

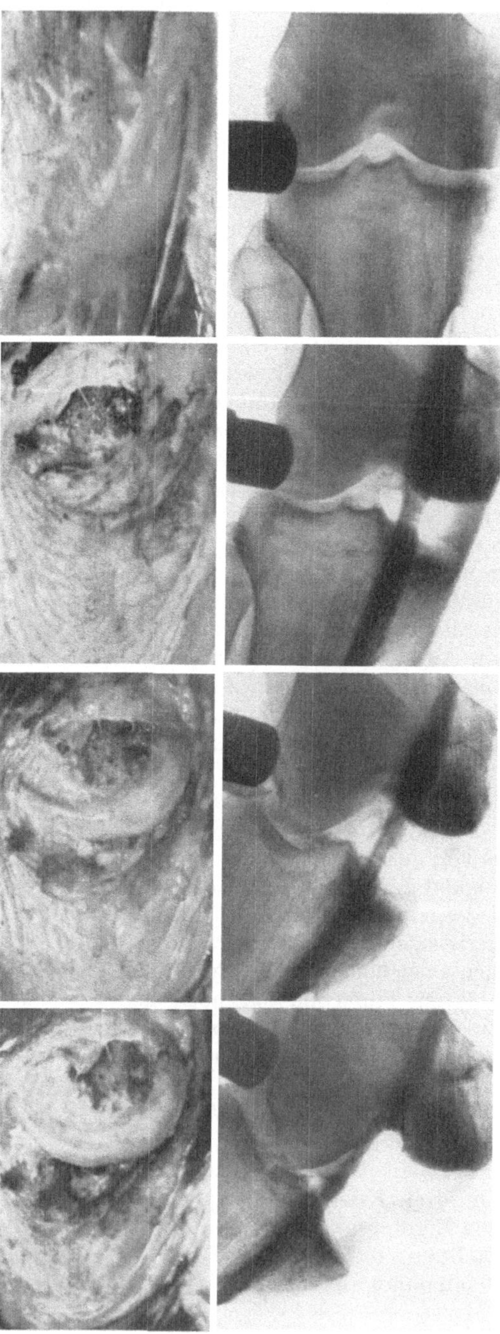

Abb. 1—5. Versuch der langsamen Belastung des inneren Knieseitenbandes am Leichenknie. Die Kniegelenke wurden in den Phelps-Gocht eingespannt und langsam in X-Stellung gebracht. Dabei wurden laufend Fotos und Röntgenaufnahmen angefertigt

Abb. 1. Das Kniegelenk ist in den Phelps-Gocht eingespannt, das innere Seitenband freipräpariert. Röntgenologisch hat der innere Gelenkspalt eine Weite von 7 mm

Abb. 2. Die erste makroskopische Veränderung, ein lamellenförmiger Abriß am inneren Oberschenkelknorren ist bei einer röntgenologischen Aufklappbarkeit von 32 mm zu sehen. Der durch das Röntgenbild durchziehende schattengebende Streifen entspricht der abpräparierten und umgeschlagenen Haut

Abb. 3. Weiteres Aufklappen des Kniegelenkes mit dem Phelps-Gocht. Das innere Seitenband und die Gelenkskapsel reißen in Gelenkspalthöhe quer ein. Der innere Oberschenkelknorren tritt durch diesen Riß deutlich hervor

Abb. 4. Beim weiteren Aufklappen des Kniegelenkes kommt es auch zu einer weiteren Subluxation des Unterschenkels im Kniegelenk nach außen. Röntgenologisch ist bereits eine Aufklappbarkeit von 73 mm nachweisbar

Abb. 5. Versuch der Reposition. Die vom inneren Oberschenkelknorren abgerissene Knochenlamelle hat sich mit dem Seitenband und der Gelenkskapsel in das Gelenk hineingeschlagen. Dadurch bleibt ein Teil des Oberschenkelknochens fotographisch sichtbar. Röntgenologisch ist der Unterschenkel um 6 mm nach außen hin subluxiert. Diese röntgenologische Subluxation kann auch in seltenen Fällen bei der Zerreißung des inneren Seitenbandes ohne knöchernen Ausriß bestehen bleiben. Es ist dies immer ein Zeichen dafür, daß das gerissene Seitenband in das Kniegelenk hinein verlagert wurde

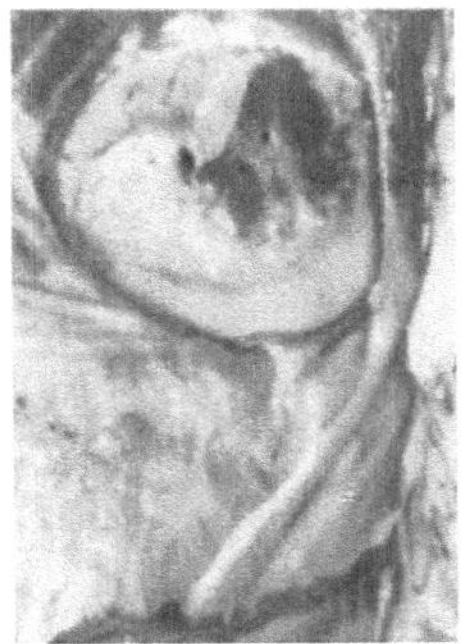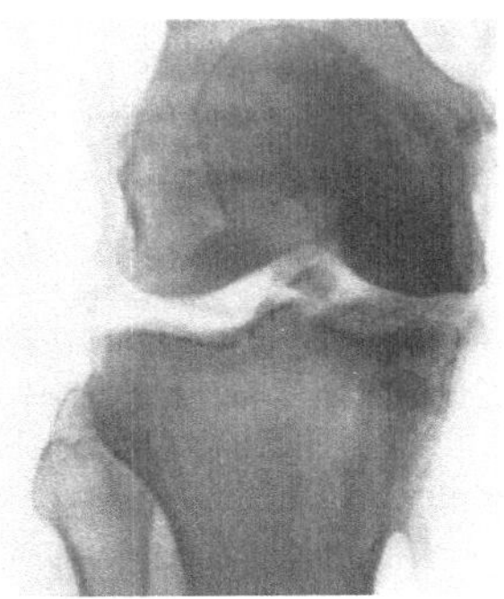

IV. Verletzungsmechanismus

Da das innere Seitenband, wie schon oben erwähnt, bei jeder Bewegung im Kniegelenk mit irgendwelchen Faserzügen hemmend beteiligt ist, so kommt es im Verhältnis zum äußeren Seitenband viel häufiger zu seiner Verletzung. Nach dem Material des Unfallkrankenhauses Wien ist das Verhältnis wie 16,3 zu 1,0.

Eine Verletzung des inneren Knieseitenbandes kann zustande kommen: 1. Durch Abduktion und Außendrehung des Unterschenkels in leichter Beugestellung, 2. durch Außendrehung des Körpers bei fixiertem Unterschenkel, 3. durch unmittelbare Gewalteinwirkung an der Außenseite des Kniegelenkes.

Erfolgt diese Gewalteinwirkung nicht plötzlich, sondern langsam, so kommt es zum knöchernen Ausriß des Seitenbandes am Oberschenkelcondyl, wie JONASCH durch Versuche an der Leiche nachweisen konnte.

Eine Verletzung des äußeren Knieseitenbandes kommt unter den gleichen Bedingungen, jedoch unter umgekehrtem Vorzeichen zustande.

Weitere indirekte Ursachen bilden neurologische Erkrankungen wie Syringomyelie, Tabes und periphere Lähmungen. SCHULZE weist darauf hin, daß bei Meniscusoperationen, selbst bei schonendem Vorgehen, durch den Schnitt die funktionelle Einheit aus Muskelzügel, Führungsband und Kapselverspannung gelockert wird. Bei fehlender ausgiebiger Zweckgymnastik bildet sich oft durch zunehmende Bandschwäche ein Schlottergelenk aus. Diese postoperativen Bandschäden sind solchen durch Unfall entstandenen gleich zu werten, nur daß hier das Band meist an anderer Stelle geschädigt ist, nämlich am Übergang zum Knochen, da die Bänder in der Mitte straffer sind als am Ansatz.

V. Pathologisch-anatomische Befunde bei der frischen Verletzung der Knieseitenbänder

1. Mediales Seitenband

Nach den Beobachtungen von PALMER und anderen Autoren sind folgende Verletzungen des inneren Seitenbandes möglich:

1. Totaler Abriß des Bandes an seiner proximalen Ansatzstelle mit oder ohne Ausriß einer Knochenlamelle aus dem Epicondylus medialis femoris. Der obere Anteil der fibrösen Gelenkskapsel erscheint dabei meist eingerissen. Die Bandverbindung zum medialen Meniscus ist intakt.

2. Totaler Abriß des Bandes nahe der proximalen Ansatzstelle. Die Kapsel ist in ihrem oberen Anteil eingerissen und die Verbindung des Seitenbandes zum Meniscus ist gelöst. Der Meniscus haftet mit seiner Bandverbindung nur an der Tibia und macht deren Bewegungen mit.

3. Totaler Riß des Bandes nahe der distalen Ansatzstelle. Der untere Teil der Kapsel kann eingerissen und die Bandverbindung des medialen Meniscus mit der Tibia kann gelöst sein. Der Meniscus steht dann nur mehr mit dem medialen Gelenkskörper des Oberschenkelknochens in Verbindung und macht dessen Bewegungen mit.

Bei dieser Verletzungsform kann ein Teil des gerissenen Bandes in das Gelenk eingeschlagen und interponiert werden.

4. Multiple Risse des Seitenbandes, wobei im Verlauf desselben Kontinuitätstrennungen bestehen und Teile desselben aus ihrem Verband gelöst sind. Der mediale Meniscus kann von der Kapsel gelöst und seine Verbindung mit dem Seitenband kann durchtrennt sein.

5. Überdehnung des Seitenbandes. Die Kontinuität des Seitenbandes erscheint äußerlich erhalten, in der Bandmasse aber ist die geregelte Anordnung der Faserzüge zueinander zerstört. Die Verbindung des Bandes zum medialen Meniscus kann gelöst sein (Abb. 6a—f).

BÖHLER hingegen unterscheidet nach der Schwere der Verletzung des inneren Knieseitenbandes 4 Grade, und zwar: 1. Grad — die Zerrung, 2. Grad — die Dehnung, 3. Grad — die Zerreißung, 4. Grad — die Zerreißung des inneren Seitenbandes mit gleichzeitiger Zerreißung eines oder beider Kreuzbänder und des hinteren Kapselanteiles mit seinen Verstärkungsbändern.

2. Laterales Seitenband

Das laterale Seitenband kann sowohl in seinem Verlauf als auch an seinem proximalen oder distalen Ansatz abreißen, wobei es möglich ist, daß ein Knochenstück vom Fibulaköpfchen bzw. Oberschenkelcondyl mit ausgerissen wird. Unter Umständen kann es zu einer starken Verschiebung der ausgerissenen knöchernen Ansatzstelle kommen, die konservativ nicht ausgeglichen werden kann. In solchen Fällen muß dann operativ vorgegangen werden.

Als Zusatzverletzungen werden der Riß des lateralen Gastrocnemiusanteiles (MERLE D'AUBIGNÉ) und Risse in der Bicepssehne sowie in der Sehnenscheide des M. Popoliteus (PALMER) angegeben. Eine beachtliche

Komplikation bei Verletzungen des lateralen Seitenbandes und des lateralen Anteiles der Kapsel ist die mögliche Läsion oder Ruptur des Nervus peroneus, auf die unten noch eingegangen werden soll.

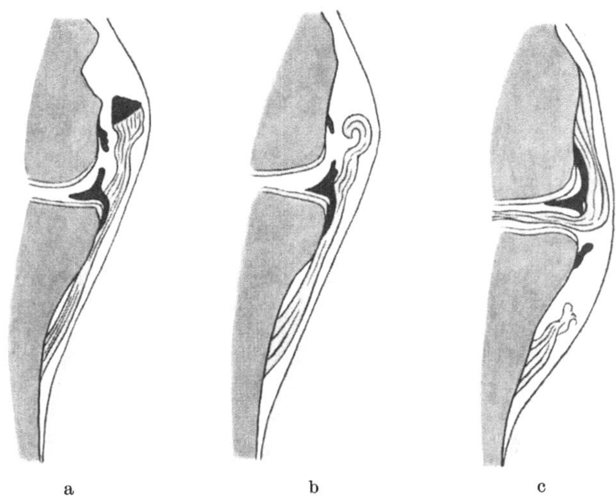

a   b   c

Abb. 6a. Abriß des oberen Ansatzes des inneren Seitenbandes samt dem Knochen mit Ablösung des Meniscusansatzes im oberen Anteil

Abb. 6b. Abriß des inneren Seitenbandes am oberen Ansatz ohne Knochenbeteiligung mit Ablösung des Meniscusansatzes im oberen Anteil

Abb. 6c. Abriß des inneren Seitenbandes in der Nähe des unteren Ansatzes. Das abgerissene Stück ist in das Gelenk hineingeschlagen. Der Meniscusansatz ist im unteren Anteil abgelöst

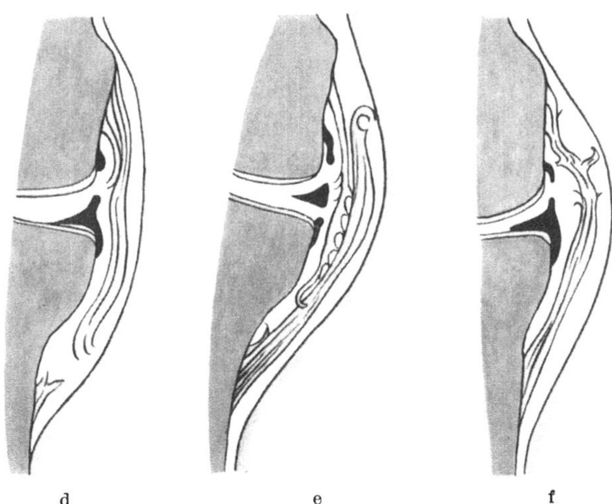

d   e   f

Abb. 6d. Abriß des inneren Seitenbandes am unteren Ansatz mit Ablösung des Meniscusansatzes im oberen Anteil

Abb. 6e. Auffaserung und Dehnung des inneren Seitenbandes mit Ablösung des Meniscus im oberen und unteren Anteil

Abb. 6f. Dehnung des inneren Seitenbandes und Ablösung des Meniscusansatzes im oberen Anteil. Die Abb. 6a—f sind der Arbeit von PALMER (1938) entnommen

VI. Heilung der Seitenbandrisse (Experimentelle Studie)

JACK beobachtete das Ausheilen der inneren Knieseitenbandrisse, die er in Narkose am Knie der Katze gesetzt hatte, indem er das Kniegelenk ruckartig über die Tischkante bog. Er fand 3 Formen von Rissen, und zwar: 1. schräge Risse in der Bandmitte, 2. Risse nahe dem distalen Ansatz, 3. Risse nahe dem proximalen Ansatz.

Bei der 1. und 2. Rißform konnte er nachweisen, daß es — nachdem die Rißstellen mit Blut ausgefüllt waren — zu einer Proliferation von Zellen des lockeren Bindegewebes und Einwachsen von Gefäßen kam. Nach 4—5 Tagen bildeten sich feine, kollagene Fibrillen und es kam zu einer Überbrückung des Defektes mit kollagenen Fasern. Bereits nach 2 Wochen ist das Granulationsgewebe durch parallel laufende, unreife, kollagene Fasern ersetzt, so daß die Rißenden nicht mehr erkannt werden konnten. Nach 3 Wochen besteht bereits Zugfestigkeit und die kollagenen Fasern ordnen sich zu Bündeln an. Nach 6—8 Wochen erscheint das Band makroskopisch bis auf eine geringe Verdickung normal. Histologisch besteht noch längere Zeit eine Vermehrung von Zellen und Blutgefäßen. Dieser Vorgang stellt eine Heilung durch Regeneration des kollagenen Gewebes aus den Fasern des Bandes dar, so daß die Kontinuität und der Zustand des Bandes vor der Verletzung wieder hergestellt wird.

Die Risse am proximalen Ende, also der 3. Form, heilten unter Bildung eines diffusen ungeordneten Narbengewebes. JACK sieht die Ursache für diese Art der Heilung in der beträchtlichen Verschiebung der Rißenden. Die bei dieser Rißform entstandenen Narben hatten eine geringere Zugfestigkeit und somit konnte eine Aufklappbarkeit des Kniegelenkes noch lange Zeit hindurch festgestellt werden.

VII. Symptomatik

Bei der Verletzung des Knieseitenbandes spürt der Verletzte plötzlich heftige Schmerzen. Je nach der Schwere des Seitenbandrisses kann er nach dem Unfall nur mit Mühe oder überhaupt nicht mehr gehen. Beim Versuch einer Belastung des Beines besteht eine Unsicherheit im Kniegelenk. Die Verletzten haben das Gefühl, im Kniegelenk einzuknicken. Innerhalb kurzer Zeit kommt es zur Schwellung im Kniebereich und zu einer mehr oder minder starken Einschränkung der aktiven Beweglichkeit (Abb. 7).

VIII. Klinische Untersuchung

Wenn man sich vom Verletzten den Unfallhergang genau schildern läßt, wird man oft direkt auf die Diagnose einer Knieseitenbandverletzung hingewiesen. Besteht der Verdacht einer Verletzung des Seitenbandes, so ist folgender Untersuchungsgang angezeigt: Nach Betrachtung der Form des Kniegelenkes, läßt man den Verletzten das Bein heben. Man kann dadurch Verletzungen des Kniestreckapparates auf einfache Weise ausschließen. Dann läßt man die Beingelenke aktiv bewegen, beginnend mit den Zehen über die Sprunggelenke und das Knie bis zum Hüftgelenk. Um die tatsächliche Größe der Bewegungseinschränkung des verletzten Knies festzustellen, muß man auch den Bewegungsumfang des nicht verletzten Kniegelenkes messen.

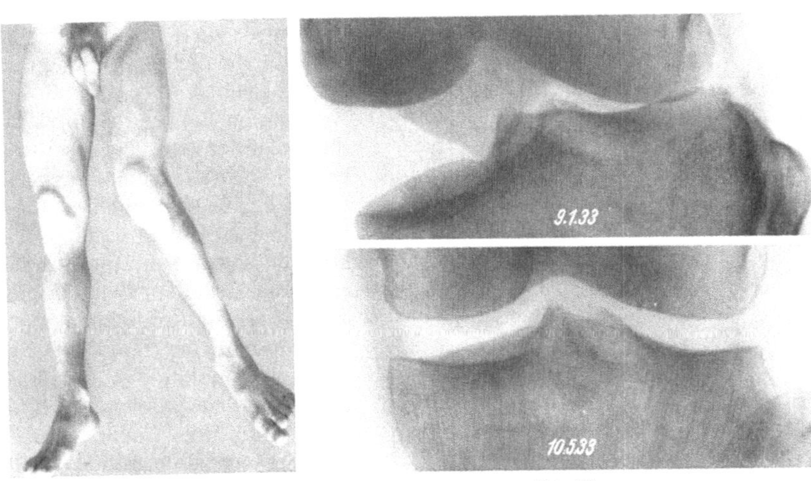

Abb. 7 a   Abb. 7 b

Abb. 7 a u. b. Zerreißung des linken inneren Knieseitenbandes und des vorderen Kreuzbandes, entstanden am 9. 1. 1933, bei einem 29jährigen Hilfsarbeiter durch Sturz aus 4 m Höhe. Man sieht die starke Valgusstellung des linken Unterschenkels. Die ohne Lokalanaesthesie gehaltene Röntgenaufnahme ergab eine Aufklappbarkeit des linken inneren Kniegelenkspaltes von 26 mm. Am 12. 1. 1933 wurde eine Gipshülse für 91 Tage angelegt. 7 Tage stationäre und 118 Tage ambulante Behandlung. Ein Monat nach Entfernung der Gipshülse ist das Kniegelenk seitlich fest. Der Gelenkspalt ist 9 mm weit. Ist zur Nachuntersuchung nicht erschienen

Das wichtigste klinische Zeichen einer Zerreißung eines Seitenbandes ist die Möglichkeit, das Kniegelenk in Streckstellung im Sinne der Varus- oder Valgusstellung aufzuklappen. Die Aufklappbarkeit des Kniegelenkes wird unter normalen Umständen in Streckstellung durch die Spannung der Seitenbänder verhindert. Wird das Kniegelenk jedoch leicht gebeugt, so werden die Seitenbänder entspannt (maximale Entspannung der Knieseitenbänder bei einer Stellung des Kniegelenkes von 165°) und lassen auch unter nicht pathologischen Zuständen eine geringe Aufklappbarkeit zu, wobei die der äußeren Seitenbänder in der Regel größer ist, als die der inneren. Die klinische Prüfung der Festigkeit der Knieseitenbänder erfolgt an dem am Rücken liegenden Verletzten und zwar derart, daß bei der Prüfung des inneren Knieseitenbandes die eine Hand den Oberschenkel an der Außenseite oberhalb des Kniegelenkes fixiert, während die andere Hand den Unterschenkel abduziert (Abb. 9).

Bei der Prüfung des äußeren Seitenbandes setzt die eine Hand an der Oberschenkelinnenseite an, währenddem die andere Hand den Unterschenkel adduziert (Abb. 8).

2*

Ist eine Zerreißung eines Knieseitenbandes vorhanden, so kann man das Aufklappen des Kniegelenkes deutlich feststellen, wie man auch beim Schließen desselben einen deutlichen Anschlag spürt (Anschlagphänomen). Die Seitenfestigkeit muß dann auch an der nicht verletzten Seite geprüft werden, um für die Größe der Aufklappbarkeit des Kniegelenkes einen Vergleich zu haben.

MOMMSEN beschrieb noch ein 2. Zeichen der Ruptur des äußeren Seitenbandes, und zwar eine Vermehrung der physiologischen Längskreiselung des Unterschenkels nach außen, bei einer Beugung im Kniegelenk über 90⁰.

Dann erfolgt die Prüfung der Kreuzbänder durch Verschiebung des Unterschenkels gegenüber dem Oberschenkel in der Pfeilebene. Bei den Seitenbandzerreißungen schwereren Grades ist in der Regel eine Verletzung der Kreuzbänder anzunehmen und zwar in der Kombination inneres Seitenband — vorderes Kreuzband und äußeres Seitenband — hinteres Kreuzband.

Der Druckschmerz findet sich im Verlaufe des Seitenbandes, besonders aber an seinem oberen Ansatz, der auch als Skipunkt bezeichnet wird. Der Gelenkspalt selbst ist in der Regel nicht druckempfindlich.

Die Größe der Aufklappbarkeit des Gelenkspaltes gibt uns einen wichtigen Hinweis auf die Schwere des Seitenbandrisses. Es ist daher unbedingt eine gehaltene Röntgenkontrolle durchzuführen, die einen exakt meßbaren Aufschluß über die Größe der Aufklappbarkeit des Kniegelenkes und somit der Schwere des Seitenbandrisses gibt.

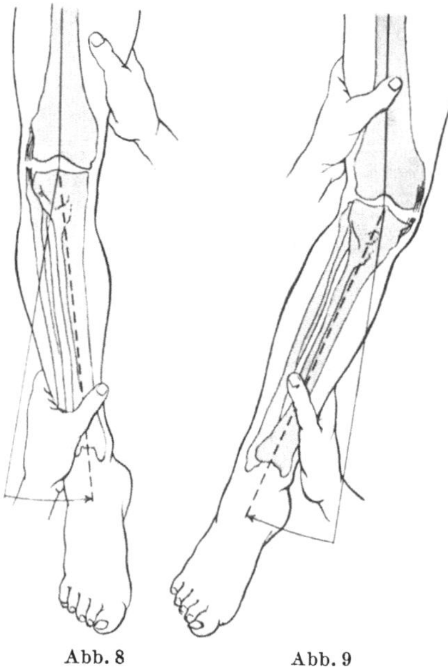

Abb. 8   Abb. 9

Abb. 8. Riß des äußeren Knieseitenbandes. Das Kniegelenk ist bei der klinischen Prüfung deutlich in O-Vermehrung aufklappbar

Abb. 9. Riß des inneren Knieseitenbandes. Das Kniegelenk ist bei der klinischen Prüfung deutlich in X-Vermehrung aufklappbar

Ich möchte an dieser Stelle noch auf das von SMITH beschriebene „subtibiale Seitenbandsyndrom" hinweisen. SMITH behandelte 50 Verletzte mit Beschwerden, die einer chronischen Zerrung des inneren Knieseitenbandes entsprachen, konservativ. Da es zu keiner Besserung kam, wurden 30 von den 50 Fällen arthrotomiert. Dabei zeigte sich, daß regelmäßig der Innenmeniscus in seinem mittleren Drittel abnorm beweglich und deformiert war. Außerdem war der Meniscus schmäler, am Außenrand aber bedeutend höher geworden, so daß er offensichtlich nicht mehr in den Gelenksspalt paßte. Nach Entfernung des Meniscus sollen alle Verletzten von ihren Beschwerden befreit gewesen sein.

Tabelle 1

	Seitenbandzerrung		Seitenbandriß		Verletzung des Meniscus	
	innere	äußere	innerer	äußerer	inneren	äußeren
Schmerz	zunehmende Schmerzen		sofortiger Schmerz		sofortiger Schmerz	
Schwellung	langsam zunehmende Schwellung		sofortige Schwellung		keine Schwellung	
Beweglichkeit	geringe Einschränkung		starke Einschränkung		Streckhemmung bei Einklemmung	
Abduktionsschmerz	innen	keinen	innen	keinen	keinen	außen
Adduktionsschmerz	keinen	außen	keinen	außen	innen	keinen
Druckschmerz	innerer Oberschenkelknorren	äußerer Oberschenkelknorren	innerer Seitenbandverlauf	äußerer Seitenbandverlauf	innerer Gelenkspalt	äußerer Gelenkspalt
Röntgen	negativ	negativ	gehaltene Aufnahmen innen aufklappbar	gehaltene Aufnahmen außen aufklappbar	negativ	negativ
Aufklappbarkeit des Kniegelenkes	keine	keine	in X-Vermehrung	in O-Vermehrung	keine	keine

IX. Röntgenuntersuchung

Die einfachen Röntgenaufnahmen a. p. und seitlich zeigen in der Regel bei Seitenbandzerreißungen keine Veränderungen, außer es besteht ein knöcherner Ausriß.

Von KIRCHMAYR wurde 1920 zum ersten Mal die Technik der gehaltenen Röntgenaufnahme bei Verletzung der Knieseitenbänder angegeben. Seither wurde diese Methode immer mehr verfeinert, um möglichst exakte Ergebnisse unter gleichartigen Bedingungen zu schaffen.

Nach BÖHLER wird die Röntgenkontrolle der Knieseitenbandzerreißung nur in den ersten 24 Std nach der Verletzung in Lokalanaesthesie durchgeführt. Man nimmt dazu eine 2%ige Novocainlösung und infiltriert mit dieser das Seitenband und das umgebende Gewebe. Dann kann man ohne jegliche Schmerzen die Aufklappbarkeit des Kniegelenkes durchführen und läuft dabei nicht Gefahr, daß diese ein unrichtiges Ergebnis liefert, wenn es durch den nicht ausgeschalteten Schmerz zu einer reflektorischen Muskelanspannung kommt, die die Größe der Aufklappbarkeit beeinträchtigt. Eine Röntgenuntersuchung in Narkose, wie sie RÜTHER angibt, hat sich im Unfallkrankenhaus Wien nie als notwendig erwiesen.

Von 24—48 Std nach der Verletzung werden die gehaltenen Röntgenaufnahmen ohne Lokalanaesthesie gemacht. Und zwar bewußt ohne Anaesthesie, da man durch den vorhandenen Schmerz das Kniegelenk nicht zu sehr aufklappt und dadurch verhindert, daß sich bereits bildende Verklebungen wieder lösen.

48 Std nach der Verletzung wird die Größe der Aufklappbarkeit nur mehr klinisch festgestellt.

Bei der Durchführung der Röntgenaufnahme legt man einen Lindenholzkeil von 4,5 cm Höhe unter das Kniegelenk, um immer eine gleichmäßige leichte Beugung zu haben (KRÖMER). Der Zentralstrahl muß

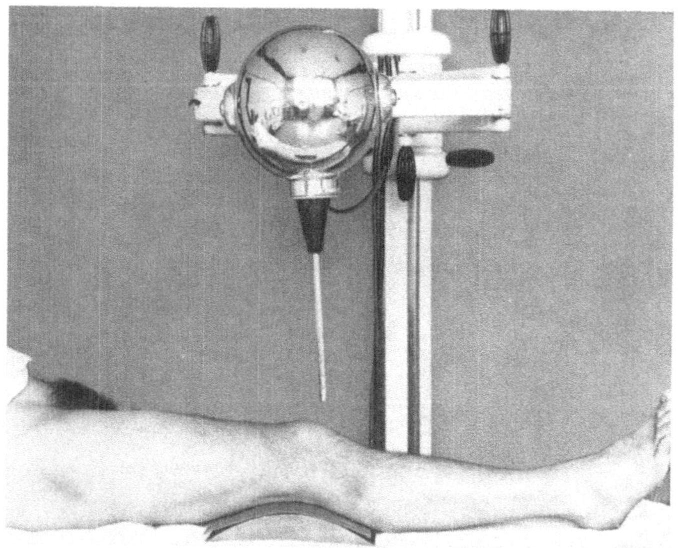

Abb. 10. Aufnahme des Kniegelenkes in leichter Beugestellung. Unter das Kniegelenk wird ein Lindenholzkeil von 4,5 cm Höhe, 18 cm Länge und 13 cm Breite gelegt, um immer die gleiche Beugestellung zu bekommen. Der Zentralstrahl muß etwas schräg von vorne proximal nach hinten distal eingeneigt werden, da die Gelenkfläche des Schienbeinkopfes nach hinten abfällt. (Aus BÖHLER: Technik der Knochenbruchbehandlung, 13. Aufl., Abb. 2263)

leicht schräg von vorne proximal nach hinten distal eingeneigt werden, da die Gelenksfläche des Schienbeinkopfes nach hinten abfällt und man sonst den Gelenksspalt nicht so ideal darstellen könnte (Abb. 10).

Um eine genaue Vergleichsmöglichkeit zu haben, wird auch das nicht verletzte Kniegelenk in der oben beschriebenen Weise geröntgt. Denn auch ein vollkommen unverletztes Kniegelenk läßt oft eine Aufklappbarkeit zu, wobei die der äußeren Seitenbänder meist größer ist, als die der inneren (Abb. 11). Die Durchführung der gehaltenen Vergleichsaufnahme ist von großer Wichtigkeit, da man oft, wenn man keine Vergleichsaufnahmen gemacht hat, zur Diagnose einer Seitenbandzerreißung kommt. Hätte man aber eine Vergleichs-Röntgenkontrolle durchgeführt, so hätte man gesehen, daß beide Kniegelenke gleichweit aufklappbar sind und daher keine Seitenbandzerreißung vorliegen kann.

Ab und zu kommt es bei den gehaltenen Röntgenaufnahmen zum Sichtbarwerden des wahren Gelenksspaltes in Form eines Aufhellungsstreifens, des sog. Fickschen Zeichens (Abb. 12). Über die Ursachen dieser Erscheinung gehen dieMeinungen der Autoren auseinander. Die meisten von ihnen nehmen jedoch eine Verletzung als Ursache an. Bei unserem großen Material von gehaltenen Röntgenaufnahmen bei verletzten Kniegelenken ist dieses Zeichen allerdings nur selten zu finden. Es findet sich aber auch bei den Vergleichsaufnahmen der nicht verletzten Kniegelenke. Dieses Zeichen ist diagnostisch bei der Seitenbandverletzung von keiner Bedeutung.

QUIGLEY empfiehlt die Röntgenuntersuchung der schweren Seitenbandverletzungen in Narkose. Dies hat sich bei unsorcm Patienten-material als nicht notwendig erwiesen und erscheint überflüssig.

SEYSS verwendet zur Diagnose einer Seitenbandverletzung das Arthrogramm.Dabei äußert sich eine Seitenbandruptur durch Austritt des Kontrastmittels in die Weichteilgewebe. Allerdings sind die Resultate nur für das mediale Seitenband eindeutig, da das laterale Knieseiten-

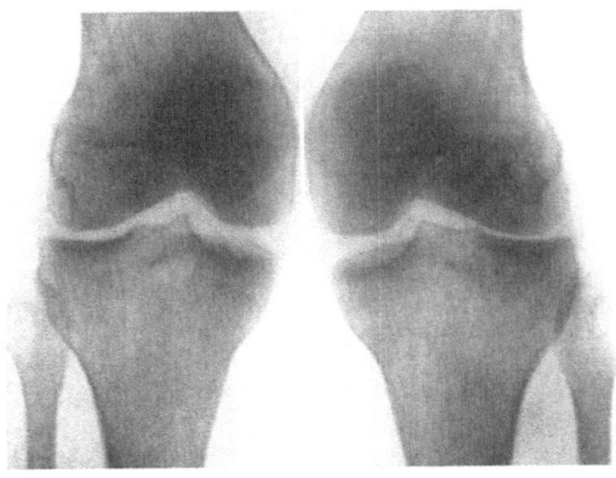

Abb. 11 zeigt die gleich weite, nicht pathologische Aufklappbarkeit beider Kniegelenke an der Innenseite von 12 mm bei einer 42jährigen Frau. Die nicht pathologische Aufklappbarkeit ist in der Regel an der Außenseite größer als an der Innenseite. Die Röntgenaufnahmen wurden in Abduktion gehalten, bei einer Beugestellung im Kniegelenk von 165° gemacht

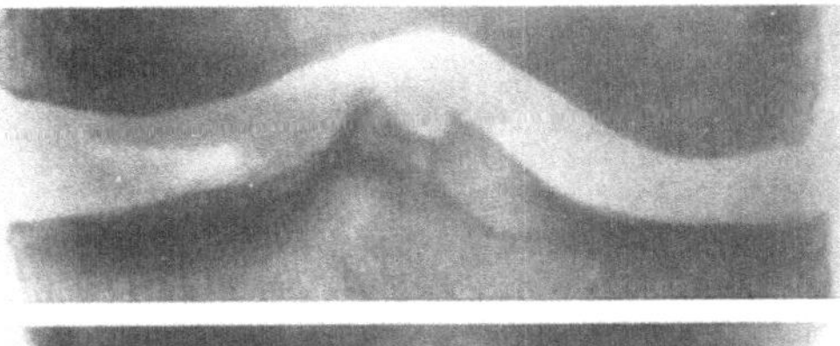

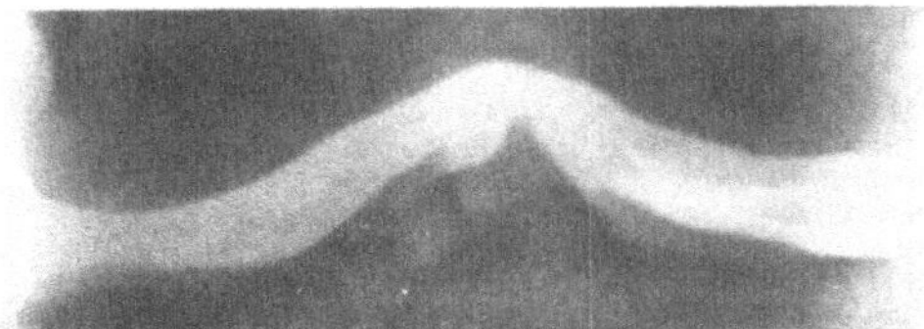

Abb. 12. FICKsches Zeichen: Aufhellung im Bereiche des inneren Gelenkspaltes. Es ist oft sowohl am verletzten als auch am nicht verletzten Kniegelenk auf den in Abduktion gehaltenen Röntgenaufnahmen nachweisbar. Dieses Zeichen ist, obwohl von einigen Autoren angegeben, bei der Diagnose der Zerreißung des inneren Seitenbandes von keinerlei Bedeutung

band mit der Gelenkskapsel nicht in Verbindung steht. Wenn die Gelenkskapsel intakt ist, kann daher trotz Ruptur des lateralen Bandes kein Kontrastmittel in die umgebenden Weichteilgewebe austreten. Auch dieses Verfahren erscheint uns vollkommen überflüssig und birgt außerdem die Gefahr einer Kniegelenksinfektion sowie einer Gelenksschädigung durch das Röntgenkontrastmittel in sich.

X. Behandlung der Zerreißungen der Knieseitenbänder

1. Anlegen des Zinkleim-Idealbindenverbandes für das Kniegelenk

Bei den Seitenbandrupturen, die in den gehaltenen Röntgenaufnahmen eine Differenz der Aufklappbarkeit bis 5 mm zeigen, genügt die Anlage eines Zinkleim-Idealbindenverbandes. Er soll nicht sofort nach der Verletzung, wenn noch eine starke Schwellung bzw. Neigung zur Schwellung besteht, angelegt werden, sondern erst nach 2—3 Tagen.

Der Zinkleim muß von den Zwischenzehenfalten bis in die Kniekehle zu den Ansätzen der Beugesehnen reichen (Abb. 14). Für das Kniegelenk selbst gibt man eine elastische Binde von 10 cm Breite, die während der Nacht abgenommen wird. *Auch bei Seitenbandrissen, die älter als 14 Tage sind und noch nicht fixiert wurden, braucht keine Gipshülse mehr angelegt zu werden.* Es genügt hier wie bei den leichteren Fällen der Seitenbandzerreißung das Anlegen eines Zinkleim-Idealbindenverbandes.

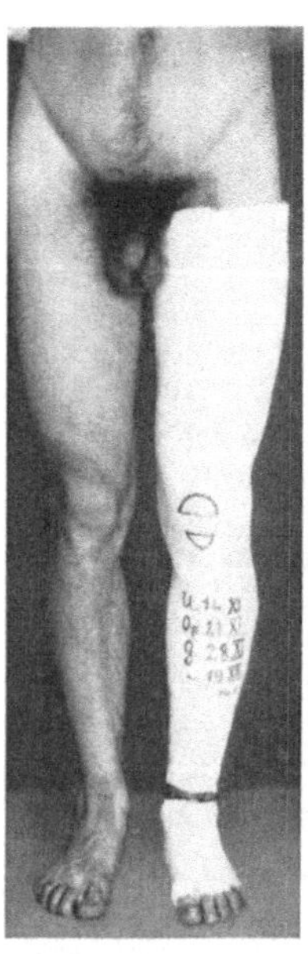
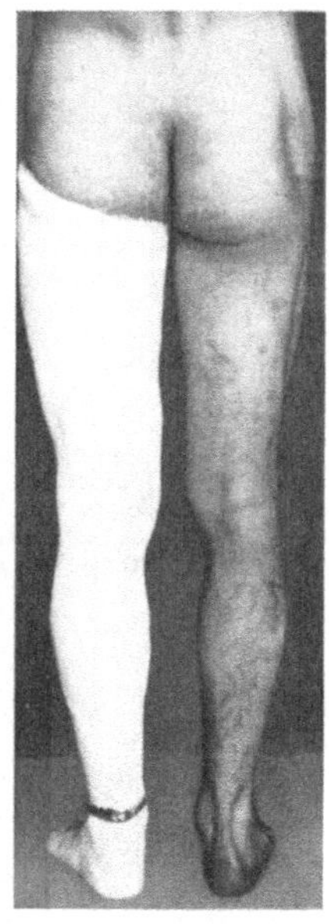

Abb. 13. Zinkleim-Gipshülse von vorne und von hinten. Die Gipshülse soll von 4 Querfingern oberhalb der Knöchelspitze bis zum Trochanter major reichen. Wichtig ist die Stellung des Kniegelenkes von 165—170°, da bei diesen Winkelgraden die Seitenbänder am meisten entspannt sind. Bei Verletzten über 40 Jahre wird vorher ein kurzer Zinkleimverband für den Unterschenkel angelegt, um Schwellungen des Fußes zu vermeiden und darüber erst die Gipshülse. Der Verband wurde bei diesem hier abgebildeten Fall für einen operierten Bruch der Kniescheibe angelegt. (Aus BÖHLER: Technik der Knochenbruchbehandlung Abb. 2176 u. 2177, 13. Aufl. 1957)

2. Anlegen der Gipshülse für das Kniegelenk

BÖHLER hat die Risse der Knieseitenbänder seit 1925 mit einer Kniehülse bei einer Beugestellung von 165—170° behandelt. Das Anlegen der Gipshülse soll grundsätzlich sofort nach der Verletzung erfolgen. Die 1. Gipshülse, die gleich nach der Verletzung angelegt wird, ist sofort bis auf den letzten Faden zu spalten, um Störungen des Blutumlaufes zu verhindern. Nach 4—8 Tagen, wenn das Kniegelenk abgeschwollen ist, ist die gespaltene Gipshülse durch eine geschlossene zu ersetzen, mit der der Verletzte aufstehen und gehen kann. Ist der Verletzte über 40 Jahre alt, so wird bei der geschlossenen Gipshülse vorher ein kurzer Zinkleimverband, der von den Zwischenzehenfalten bis 10 cm oberhalb des Knöchels reicht, angelegt und darüber erst die Gipshülse, um Schwellungen des Fußes zu vermeiden.

Die Gipshülse soll von 4 Querfingern oberhalb der Knöchelspitze bis zum Trochanter major reichen, um eine ausreichende Ruhigstellung zu gewährleisten. Wichtig ist, daß das Kniegelenk eine Stellung von 165 bis 170⁰ einnimmt, da in dieser Winkelstellung die Seitenbänder am meisten entspannt sind. Diese richtige Stellung des Kniegelenkes wird nach dem Anlegen der Hülse durch Röntgenaufnahmen in beiden Ebenen kontrolliert, wobei man darauf zu achten hat, daß es im a. p.-Bild zu keinem Klaffen des Gelenksspaltes kommt und im Seitenbild das Knie eine Stellung von 165—170⁰ aufweist (Abb. 13).

3. Dauer der Ruhigstellung bei Knieseitenbandzerreißungen

Hat man die vorher beschriebenen gehaltenen Röntgenaufnahmen und die entsprechenden Vergleichsbilder angefertigt, so kann man sich ein genaues Bild über die Schwere der Knieseitenbandzerreißung machen.

Unter normalen Umständen ist der Kniegelenkspalt 5—8 mm breit. Die Differenz der Aufklappbarkeit zwischen verletztem und nicht verletztem Kniegelenk wird in Millimetern angegeben.

Über die Dauer der ununterbrochenen Ruhigstellung der Seitenbandzerreißungen mit einer Gipshülse gibt Tabelle 2 Auskunft.

Tabelle 2. *Dauer der Ruhigstellung mit einer Gipshülse bei Knieseitenbandzerreißungen*

Differenz der Aufklappbarkeit zwischen verletztem und nicht verletztem Kniegelenk in mm	Dauer der ununterbrochenen Ruhigstellung mit einer Gipshülse in Wochen
5—10	9—10
11—15	12
noch größere	16
knöcherner Ausriß	8

Bei Knieseitenbandrissen, die älter als 14 Tage sind und noch nicht ruhiggestellt wurden, hat es keinen Zweck mehr, eine Gipshülse anzulegen, da nach dieser Zeit oft die auseinandergewichenen Bänder schon geschrumpft sind und nicht mehr in richtiger Länge zusammenwachsen können. Es genügt bei diesen Fällen das Anlegen eines Zinkleimverbandes für den Unterschenkel und einer Idealbinde für das Kniegelenk.

4. Übungsbehandlung im Gipsverband

Nach Festwerden der Gipshülse kann der Verletzte anfangen zu gehen. Er soll in der ersten Woche täglich einen Kilometer gehen, wenn keine Schmerzen dabei auftreten, aber nicht auf einmal, sondern auf den ganzen Tag verteilt. Die Gangleistung soll in jeder weiteren Woche um einen Kilometer gesteigert werden, wenn dabei keine Schmerzen auftreten. Außerdem soll der Verletzte einige Male am Tage das Bein bis zur Waagerechten heben, um die Oberschenkelmuskulatur weiter zu stärken.

XI. Nachbehandlung der Zerreißungen der Knieseitenbänder

Nach Abnahme der Gipshülse wird ein Zinkleimverband von den Zwischenzehenfalten bis unterhalb des Kniegelenkes und eine elastische Binde um das Kniegelenk angelegt. Die nach der Abnahme der Gipshülse vorhandene Bewegungseinschränkung im Kniegelenk ist bei jüngeren Verletzten gewöhnlich nach 3—4 Wochen und bei älteren nach 6—8 Wochen wieder verschwunden.

Besonders die Gegner der konservativen Behandlung weisen immer wieder darauf hin, daß es bei einer bis zu 16wöchigen Ruhigstellung des Kniegelenkes mit einer Gipshülse zu einer starken Atrophie des M. quadriceps mit all ihren Nachteilen

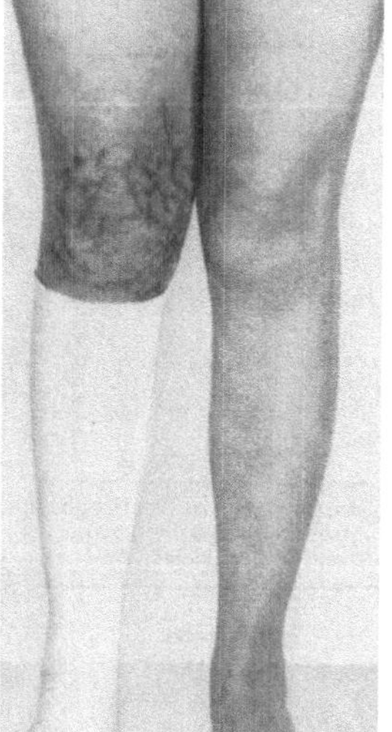

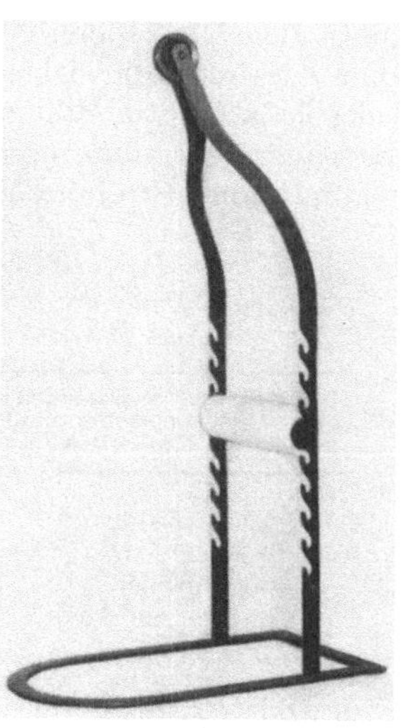

Abb. 14   Abb. 15

Abb. 14. Schädigung durch übermäßige Wärmeanwendung in Form von Heißluft. Das Kniegelenk ist geschwollen, die Haut marmoriert. Außerdem besteht eine starke Bewegungseinschränkung

Abb. 15. Kniebeugegestell

komme. Wenn jedoch die Verletzten mit der Gipshülse in der oben beschriebenen Weise fleißig gegangen sind, ist bei der Gipsabnahme in der Regel kein nennenswerter Schwund des M. quadriceps vorhanden.

Die Nachbehandlung muß unter der Forderung Böhlers „keine Übung darf Schmerzen verursachen" durchgeführt werden. Passive Bewegungen, Massage sowie aktive Übungen, die Schmerzen verursachen, sind strengstens verboten, da es dadurch zu einer Reizung des Kniegelenkes und manchmal zu Ergüssen kommt. Weiterhin ist von übermäßiger Wärmeanwendung in jeder Form zu warnen. Es kommt dadurch auch zur Weichteilschwellung, zu Durchblutungsstörungen (Marmorierung der Haut) und zum Kalkschwund im Knochen (Abb. 14).

Zur Beseitigung der Bewegungseinschränkung im Kniegelenk und zur Stärkung des M. quadriceps hat sich im Unfallkrankenhaus Wien folgende Art der Nachbehandlung als erfolgreich erwiesen:

Übungen am Kniebeugegestell. Beginnend mit 5 min und jeden Tag um 5 min steigend. Die Höhe des gepolsterten Querstückes ist so einzustellen, daß die Ferse nicht mehr auf der Unterlage aufliegt. Man läßt das Bein so lange hängen, bis Beschwerden im Kniegelenk auftreten. Dann soll der Verletzte versuchen, im Kniegelenk aktiv zu strecken.

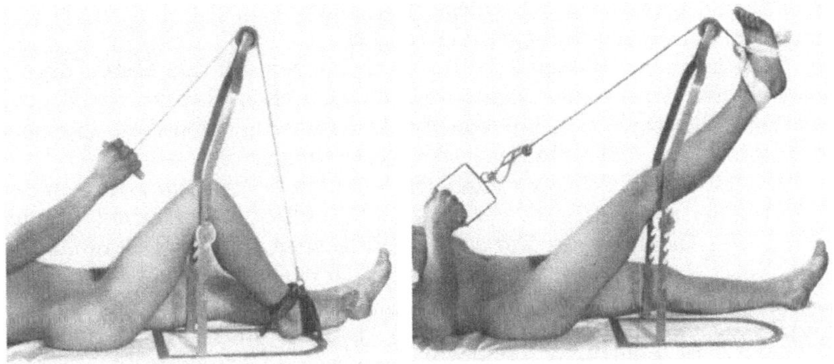

Abb. 16Abb. 17

Abb. 16 u. 17. Kniegelenksübungen auf dem Kniebeugegestell. Eine gepolsterte Schlinge wird oberhalb des Sprunggelenkes befestigt. An dieser wird eine starke Hanfschnur mit einem Handgriff festgebunden. Durch Anziehen derselben wird das Kniegelenk gestreckt. Um die Muskeln zu stärken, versucht der Verletzte den Fuß allein zu heben und hilft nur wenig mit der Hand nach. Nach einigen Tagen kann er das Knie ohne Hilfe der Hand strecken. Durch Höherstellen des Querstückes kann die Beugung vermehrt werden. Wenn auf diese Weise kein Fortschritt beim Beugen erzielt werden kann, wird ein Sandsack auf das Sprunggelenk aufgelegt. Beginn der Übungen mit 2mal täglich 5 min und täglich um 5 min ansteigend bis zu 45 min, wenn dabei keine Schmerzen auftreten. (Aus BÖHLER: Technik der Knochenbruchbehandlung, 13. Aufl. 1957, Abb. 1574 u. 1575)

Wenn dies nicht gelingt, muß mit dem Seilzug nachgeholfen werden. Die Streckung soll einige Male wiederholt werden, bis die durch die Beugung verursachten Beschwerden wieder verschwunden sind. Dann wieder hängen lassen und die Übung wie oben beschrieben wiederholen (Abb. 15—17).

Oberschenkelturnen als Gruppenturnen. Durchgeführt werden die Übungen auf der Matte oder am Tisch. Geübt wird Beinheben, Beinsenken, Beinkreisen, aktives Kniebeugen und Kniestrecken, sowohl in Rücken- und Bauchlage als auch in Seitenlage. Außerdem werden noch Gangübungen mit zunehmenden Hindernissen sowie Treppensteigen durchgeführt.

XII. Zerreißung des äußeren Knieseitenbandes mit Verletzung des Nervus peroneus

Diese Kombinationsverletzung ist relativ selten. Bei 101 Zerreißungen des äußeren Knieseitenbandes (70 davon wurden durch eine gehaltene Röntgenaufnahme nachgewiesen), die im Unfallkrankenhaus Wien beobachtet wurden, fand sich diese Kombinationsverletzung nur bei 7 Fällen, also bei 6,9% der äußeren Knieseitenbandzerreißungen.

Liegt nun bei einer Zerreißung des äußeren Knieseitenbandes eine Verletzung des N. peroneus vor, so muß sofort eine neurologische Untersuchung durchgeführt werden. Ergibt diese nur eine *partielle* Entartungsreaktion, so ist *konservatives* Vorgehen, d. h. Ruhigstellung mit einer Gipshülse, angezeigt. Wird jedoch bei der neurologischen Untersuchung ein *kompletter Ausfall* des N. peroneus festgestellt, so muß *operativ* vorgegangen werden. Die Operation soll dann sofort nach der Verletzung oder nach Abschwellen des Kniegelenkes, das ist innerhalb der 1. Woche nach der Verletzung durchgeführt werden.

Nach unseren Erfahrungen gibt die Frühoperation die besten Ergebnisse. Schon PLATT wies darauf hin, daß bei einer Ruptur des Nervus peroneus eine Operation nur von Erfolg sein kann, wenn diese in einem Zeitraum bis zu 3 Monaten nach der Verletzung erfolgt.

Bei den operativ versorgten Fällen konnten 2 Verletzungsformen des N. peroneus nachgewiesen werden: 1. die vollständige Durchtrennung und 2. die Dehnung des Nerven mit Blutungen im Nervenstamm. Die weiteren 2 Formen der Verletzung des N. peroneus, wie sie BAYER fand, nämlich die volle Lähmung ohne makroskopisch nachweisbare Veränderungen am Nerven oder die allmählich auftretende Parese bis schließlich zum vollständigen Ausfall des N. peroneus Wochen oder Monate nach dem Unfall durch ein Knieschlottergelenk konnten bei uns nicht beobachtet werden.

Von den 7 Fällen der Verletzung des N. peroneus bei der Zerreißung des äußeren Knieseitenbandes wurden 2 konservativ und 5 operativ behandelt.

1. Konservativ behandelte Fälle (2 Fälle)

Fall 1: 17jähriger Lehrling, der am 30. 9. 1942 beim Springen stürzte und sich das linke Knie verletzte. Nach 2 Tagen Einlieferung in das Unfallkrankenhaus. Die Röntgenbilder, ohne Lokalanaesthesie gehalten, ergaben eine Aufklappbarkeit von 17:10 mm. Gipshülse für 73 Tage. Der neurologische Befund am 9. Tag nach der Verletzung ergab, daß sämtliche Muskelgruppen, die vom N. peroneus versorgt werden, sowohl vom Nerv als auch direkt vom Muskelpunkt erregbar sind. Es bestand eine erhöhte Reizschwelle und eine verlangsamte Zuckung, also eine partielle Entartungsreaktion. Die Nachuntersuchung am 13. 8. 1955 ergab röntgenologisch eine Aufklappbarkeit von 10:8 mm. Sämtliche Gelenke der unteren Extremität waren aktiv frei beweglich. Der Verletzte hatte die starken Strapazen der Fußmärsche in Rußland während seiner Arbeits- und Militärdienstzeit ohne Behinderung von seiten seiner Verletzung glatt überstanden. Ungefähr 9 Monate nach der Verletzung stellten sich in dem vom Peroneus versorgten Muskelgebiet wieder normale Verhältnisse ein.

Fall 2: 30jähriger russischer Soldat, der am 27. 3. 1946 von einem Kranstück an der rechten Knieinnenseite getroffen wurde. Sofortige Einlieferung. Außer der äußeren Seitenbandruptur mit Peroneusverletzung bestanden noch schwere Nebenverletzungen. Röntgenologisch war eine Aufklappbarkeit des äußeren Gelenkspaltes von 28:7 mm in Lokalanaesthesie festzustellen. Wegen der Schwere der Nebenverletzungen wurde erst am 5. 4. 1946 eine Zinkleimgipshülse angelegt. Der Verletzte wurde nach 32 Tagen in ein russisches Militärlazarett überstellt und konnte nicht nachuntersucht werden.

2. Operativ behandelte Fälle (5 Fälle)

Fall 1: 30jähriger Soldat, der am 24. 4. 1936 beim Weitsprung stürzte und sich eine Zerreißung des äußeren Knieseitenbandes mit Peroneusverletzung zuzog. Er wurde auswärts mit einer Gipshülse für 10 Wochen behandelt. Da die Peroneusverletzung keine Besserung zeigte, wurde nach 3 Monaten auswärts die Naht des Peroneus durchgeführt. Anläßlich einer Untersuchung im Unfallkrankenhaus am 29. 4. 1938 wurde eine Aufklappbarkeit von 12:10 mm im Kniegelenk röntgenologisch festgestellt. Die Lähmung des N. peroneus war noch vollständig.

Fall 2: 37jährige, im Haushalt tätige Frau, die am 21. 6. 1946 als Radfahrerin von einem Auto niedergestoßen wurde. Einlieferung in ein auswärtiges Krankenhaus Es wurde die Seitenband- und Peroneusverletzung nicht erkannt und daher erfolgte auch keine Ruhigstellung. Wegen Gehbehinderung suchte sie am 6. 7. 1946 das Unfallkrankenhaus auf, wo eine alte äußere Knieseitenbandzerreißung mit Abbruch des Wadenbeinköpfchens sowie eine Peroneuslähmung festgestellt wurde. Die röntgenologische Aufklappbarkeit war 20:10 mm (ohne Lokalanaesthesie). Am 28. 6. 1946 Operation. Dabei zeigte sich, daß der N. peroneus auf einer Länge von 7 cm narbig verändert war. Resektion dieses Teiles, Nervennaht und Drahtnaht des abgesprengten Wadenbeinköpfchens. Anschließend Gipshülse für 60 Tage. Die Nachuntersuchung am 20. 4. 1956 ergab noch eine röntgenologische Aufklappbarkeit von 17:10 mm. Die neurologische Kontrolluntersuchung am gleichen Tage eine komplette Lähmung des Nervus peroneus rechts.

Fall 3: 26jähriger Schlosser, der am 21. 10. 1951 beim Fußballspielen mit einem Gegner zusammenstieß und sich dabei das rechte Knie verletzte. Sofortige Einlieferung mit dem Krankenwagen in das Unfallkrankenhaus. Die in Lokalanaesthesie durchgeführten gehaltenen Aufnahmen ergeben eine Aufklappbarkeit des äußeren Kniegelenkspaltes von 30 mm gegen 7 mm der Vergleichsseite. Außerdem bestand eine komplette Peroneuslähmung. Behandlung mit einer Gipshülse für 109 Tage. Die neurologische Untersuchung vom 27. 6. 1952 ergab eine deutliche Atrophie der peronealen Muskelgruppe, Hypaesthesie an der Lateralseite des Unterschenkels und am Fußrücken. Deswegen am 30. 6. 1952 Operation. Es wurde dabei eine Zerreißung des N. peroneus in Gelenksspalthöhe mit einer Diastase von 8,5 cm gefunden. Nervennaht. Anschließend Gipshülse für 42 Tage. Die Nachuntersuchung vom 18. 8. 1955 ergab noch eine röntgenologische Aufklappbarkeit von 12:8 mm, die neurologische Untersuchung eine komplette Lähmung des Nervus peroneus.

Fall 4: 21jährige Hausfrau, die als Mitfahrerin am 25. 10. 1953 mit dem Motorrad zu Sturz kam. Einlieferung in das Unfallkrankenhaus Wien erst am 3. 11. 1953, nachdem die Knieseitenbandruptur mit einer Gipslonguette vorbehandelt worden war. Die röntgenologische Aufklappbarkeit war 22:6 mm. Da eine komplette Lähmung des N. peroneus bestand, wurde am 4. 11. 1953 die Verletzte operiert. Dabei zeigte sich, daß der N. peroneus 4 cm proximal des Fibulaköpfchens abgerissen war. Nervennaht. Anschließend Gipshülse für 42 Tage. Bei der Nachuntersuchung am 23. 3. 1956 fand sich eine röntgenologische Aufklappbarkeit von 10:8 mm und eine mächtige Verknöcherung am medialen Oberschenkelkondyl. Nach den Angaben der Verletzten würde die Beweglichkeit der vom N. peroneus versorgten Muskelgruppen laufend besser werden. Schmerzen hätte sie vor allem bei Kälte und dabei auch ein beißendes Gefühl am Fußrücken. Die neurologische Kontrolluntersuchung ergab eine Läsion des rechten N. peroneus. Faradisch fand sich keine Erregbarkeit, galvanisch träge Zuckungen und Schleifenbildung. Die indirekte Reizung konnte infolge der ausgedehnten Narben nicht durchgeführt werden. Der elektrische Befund ist daher eher schlechter als die Funktion, was während der Rückbildung vorkommt. Eine weitere Rückbildung ist daher durchaus möglich.

Fall 5: 58jährige Rentnerin, die am 23. 2. 1954 auf der Straße stürzte und sich dabei das linke Bein verletzte. Behandlung in einem auswärtigen Krankenhaus mit einer Gipslonguette. Die Verletzung des N. peroneus wurde übersehen. Am 4. 3. 1954 Einlieferung in das Unfallkrankenhaus, wo ein Abriß am Wadenbeinköpfchen von 20:10 mm Größe festgestellt wurde. Gehaltene Bilder wurden keine gemacht. Außerdem bestand ein kompletter Ausfall des N. peroneus. Wegen der vorhandenen Peroneuslähmung am 4. 3. 1954 Operation. Dabei zeigte sich, daß der N. peroneus auf einer Länge von 10 cm blutig imbibiert und etwas verdünnt war. Drahtnaht des Wadenbeinköpfchens. Anschließend Gipshülse für 53 Tage. Die Nachuntersuchung vom 20. 4. 1956 ergab eine röntgenologische Aufklappbarkeit von 15:12 mm. Neurologisch wurden keine Resterscheinungen einer Peroneusverletzung mehr festgestellt. Nach den Angaben der Verletzten sei es langsam immer besser geworden. Nur beim Angreifen elektrisiere es sie noch an der Außenseite des Unterschenkels und am Vorfuß. Die Rückbildung erfolgte im Laufe eines Jahres.

An Hand dieser Fälle sieht man, daß die Fälle 4 und 5, bei denen die Operation nach 10 bzw. 9 Tagen erfolgte, gute Nachuntersuchungsergebnisse zeigen. Bei den Fällen 1—3, bei denen die Operation 3 bis 12 Monate nach der Verletzung durchgeführt wurde, bestand auch bei der Nachuntersuchung noch eine vollkommene Peroneuslähmung.

XIII. Seitenbandzerreißung und Tabes

In der mir zugänglichen Literatur habe ich keinen Fall einer tabischen Arthropathie beschrieben gefunden, die nach einer Zerreißung eines Knieseitenbandes auftrat.

Unter den 1211 Fällen des Unfallkrankenhauses Wien fand sich nur einer, bei dem es nach der Seitenbandzerreißung zur Ausbildung einer tabischen Arthropathie kam.

Die Gelenkveränderungen bei der Tabes können 2 Ursachen haben: 1. ein exogenes Trauma, 2. den veränderten Ernährungszustand des Knochens, so daß bereits die normale Beanspruchung des Gelenkes genügen kann, um als auslösendes Moment zu wirken. Fördernd wirken dabei noch die trophischen Störungen, das Fehlen jeglicher Schmerzempfindung und auch die ataktischen Bewegungen, die ja eine laufende Traumatisierung des Gelenkes bedeuten.

Nach CHIPAULT werden ungefähr 20—30% der Tabiker von Gelenkleiden befallen, wobei das Kniegelenk am häufigsten betroffen ist.

BLENCKE machte schon darauf aufmerksam, daß die tabischen Knochen- oder Gelenkveränderungen oft als Frühsymptom der Tabes auftreten können und einen erst auf den Gedanken bringen, daß ein zentrales Nervenleiden vorliegen könnte oder in Entwicklung sei, während noch alle anderen bekannten Symptome der Tabes fehlen.

Außerdem gibt es noch eine Abortivform der Tabes — die Franzosen bezeichnen sie als formes frustes — bei der es nie zur Ausbildung des ataktischen Stadiums kommt.

Wie schon oben erwähnt, ist der Tabiker durch äußere Traumen sehr gefährdet. Kommt es doch oft schon durch eine geringe Verletzung z. B. eine Zerrung oder Prellung zu einer mächtigen Schwellung und zu immer wiederkehrenden Ergüssen des entsprechenden Gelenkes. Charakteristisch ist dabei die Schmerzlosigkeit, die in keinem Verhältnis zum klinischen Erscheinungsbild steht. Im weiteren Verlauf kommt es zu ausgedehnten Zerstörungen des Gelenksknorpels, zur Knochenneubildung oder zum Knochenabbau und durch den bestehenden fehlenden Muskeltonus zur Überdehnung der Gelenksbänder und der Gelenkskapsel und schließlich zur Ausbildung eines Schlottergelenkes. Auch röntgenologisch zeigen sich im Laufe der Zeit die tabischen Knochenveränderungen, deren Erkennung nur zu Beginn Schwierigkeiten bietet, wo sie mit einer Arthrosis deformans verwechselt werden können.

Was die Zeitspanne anbelangt, innerhalb der sich die neuropathische Gelenkserkrankung entwickelt, so kann man feststellen, daß diese oft in auffallend kurzer Zeit zur Ausbildung kommt. Die meisten Angaben in der Literatur bewegen sich um 3 Monate. HARTMANN hat eine arthropathische Veränderung im Bereich des Hüftgelenkes schon nach 6 Wochen beobachten können.

Um bei den Unfallverletzten die Tabiker zu erfassen, wird im Unfallkrankenhaus Wien jeder Verletzte auf Pupillenreaktion und Patellarsehnenreflexe geprüft. Fehlt einer von diesen Reflexen, so wird eine neurologische Kontrolluntersuchung durchgeführt.

Bezüglich der Begutachtung der tabischen Arthropathie als Unfallfolge ist folgendes zu sagen: Wenn zur Zeit des Unfalles keine tabischen Veränderungen im verletzten Körperbereich festzustellen waren, die volle Arbeitsfähigkeit des Verletzten bestand und das Trauma im entsprechenden Körperbereich stattgefunden hat, in dem es zur Ausbildung der tabischen Veränderungen kam, so kann man annehmen, daß die entstandene tabische Deformierung demnach unfallmäßig entstanden ist. Es ist daher ein ursächlicher Zusammenhang anzunehmen und derselbe entschädigungspflichtig, und zwar in dem Ausmaß, als ob keine zentrale Nervenerkrankung vorliegen würde. Denn es ist jedenfalls sehr zweifelhaft, ob es ohne Trauma überhaupt je zur Entstehung einer neuropathischen Gelenk- oder Knochenerkrankung gekommen wäre.

Da der Fall des Unfallkrankenhauses Wien für den Ablauf einer tabischen Arthropathie typisch ist, erscheint eine genaue Darstellung notwendig (Abb. 18—26):

38jähriger Maschinist, der am 3. 2. 1941 auf der Baustelle beim Gehen ausrutschte und auf das *rechte* Knie fiel. Er arbeitete weiter, machte zu Hause selbst Umschläge, da das Knie stark anschwoll, und suchte am 5. 2. 1941 das Unfallkrankenhaus auf.

Stationär 5.—7. 2. 1941: Deutlicher Erguß im rechten Kniegelenk. Aktive Beweglichkeit von 160—80⁰. Bei Abduktion nicht schmerzhafte Aufklappbarkeit. Kein Druckschmerz. Pupillen reagieren ausgiebig auf Licht und Konvergenz. PSR links auslösbar, rechts nicht geprüft. Die in Abduktion ohne Lokalanaesthesie gehaltenen Röntgenaufnahmen ergaben eine Aufklappbarkeit von 20:12 mm (Abb. 18) Lagerung auf Braunscher Schiene. Am 6. 2. 1941 Anlegen einer Zinkleim-Gipshülse, befristet bis 30. 4. 1941.

Ambulant 8. 2. — 26. 5. 1941: Bei der Entlassung aus der ambulanten Behandlung bestand keine Schwellung, kein Erguß. Aktive Beweglichkeit im Kniegelenk von 170—70⁰. Die bei der Entlassung durchgeführte Röntgenkontrolle ergab außer einer geringen Entkalkung im Kniebereich keine Auffälligkeiten.

1. Gutachten (8. 7. 1941): Gang mit Stock unsicher. Erguß. Aktive Beweglichkeit im Kniegelenk von 170—75⁰. Nicht schmerzhafte deutliche Aufklappbarkeit des inneren Kniegelenkspaltes. Kein Druckschmerz. Pupillenreaktion prompt. PSR links schwach, rechts nicht auslösbar. Einschätzung mit 25%.

Ambulant 25. 10. — 4. 11. 1941: Verletzter ist am 24. 10. 1941 beim Gehen mit dem Fuß umgekippt und hat dabei einen Schmerz im rechten Kniegelenk verspürt. Schwellung. Behandlung mit Zinkleim-Idealbindenverband.

2. Gutachten (22. 7. 1942): Kein Erguß. Die Seitenbänder beiderseits innen locker, auch beiderseits mittlere Schublade. Einschätzung mit 25%.

3. Gutachten (20. 3. 1943): Mittelstarker Erguß, nicht schmerzhafte, deutliche
Aufklappbarkeit des inneren Gelenkspaltes beiderseits. Kein Druckschmerz. Gang
mit Stock unsicher. Einschätzung mit 20%.

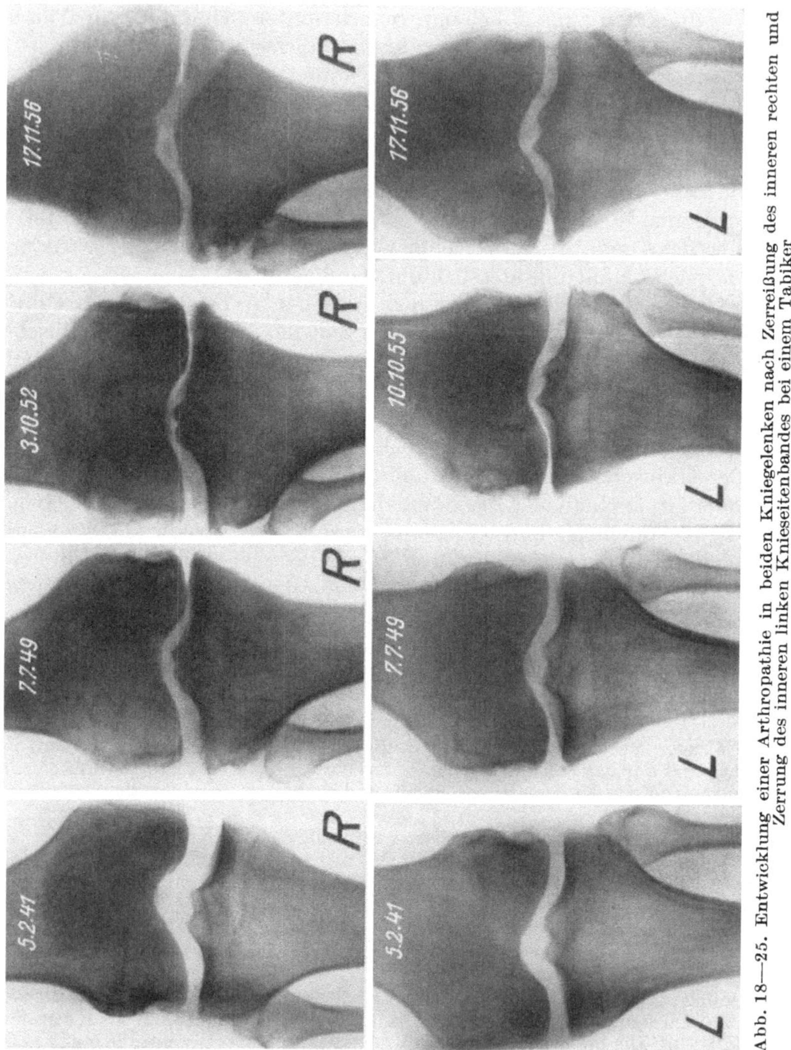

Abb. 18—25. Entwicklung einer Arthropathie in beiden Kniegelenken nach Zerreißung des inneren rechten und Zerrung des inneren linken Knieseitenbandes bei einem Tabiker

Ambulant 24. 9. — 21. 10. 1945: Hat Schmerzen im Kniegelenk beim Gehen.
Deutlicher Erguß. Punktion und Kompressionsverband. Die durchgeführte Röntgenkontrolle ergab Veränderungen an der Hinterseite der Patella, am äußeren Unter-
schenkelcondyl und am tuberculum laterale der Eminentia intercondyloidea im
Sinne einer Arthrose.

Ambulant 7. 1. — 8. 4. 1946: Punktion wegen eines Ergusses im Kniegelenk.
Kompressionsverband.

Ambulant 20. 11. 1946 — 1. 1. 1947: Deutlicher Erguß im rechten Kniegelenk,
Bandapparat fest, keine Druckschmerzhaftigkeit. Punktion, Zinkleim-Idealbinden-

verband. Röntgenologisch finden sich wolkige Auflagerungen besonders im Bereiche des inneren Ober- und Unterschenkelcondyls.

Ambulant 28. 8. — 28. 9. 1947: Wegen eines Ergusses Punktion und Kompressionsverband.

4. Gutachten (12. 8. 1947): Schmerzen im Kniegelenk auch in Ruhe, besonders aber beim Gehen und Stehen. Lockerung des inneren Seitenbandes, kein Abduktionsschmerz, kein Druckschmerz. Einschätzung mit 20%.

Ambulant 10. 1. — 15. 2. 1948: Deutlicher Erguß im Kniegelenk. Punktion und Kompressionsverband.

5. Gutachten (7. 7. 1949): Deutlicher Erguß, Lockerung des inneren Seitenbandes. Pupillen und Patellarsehnenreflexe nicht auslösbar. *Tabes*. Die durchgeführte Röntgenkontrolle (Abb. 19) zeigt im rechten Kniegelenk die typischen Veränderungen einer tabischen Arthropathie. Einschätzung mit 20%.

Ambulant 3. — 16. 10. 1953: Erguß im rechten Kniegelenk. Behandlung mit Idealbinde. Im Röntgenbild haben die tabischen Veränderungen deutlich zugenommen (Abb. 20).

Stationär 17. — 20. 10. 1953: Deutlicher Erguß, Knie seitenfest, kein lokaler Druckschmerz. Punktion und Zinkleim-Idealbindenverband. Röntgenologisch haben die tabischen Veränderungen weiter zugenommen.

In der Zwischenzeit kam es auch zu einer Verletzung des *linken* Knie-

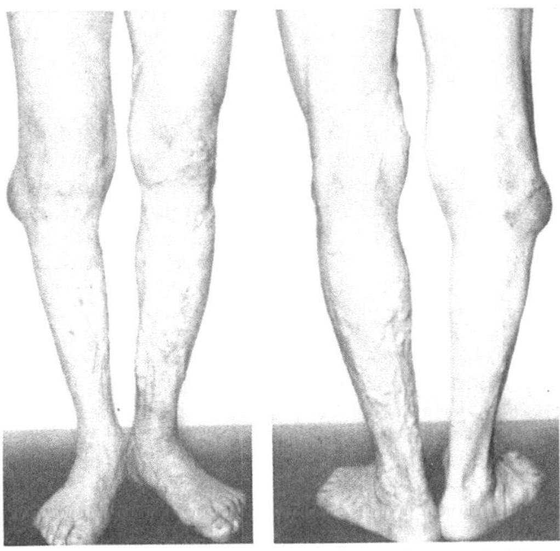

Abb. 26. Erguß in beiden Kniegelenken bei einem Tabiker, rechts stärker als links (11. 10. 1955). Photo zu Abb. 18—25

gelenkes. Am 17. 2. 1948 rutschte der Verletzte beim Andrehen eines Kompressormotors mit der Kurbel ab und schlug sich mit dieser gegen das linke Kniegelenk. Er suchte wegen Anschwellung das Unfallkrankenhaus auf.

Stationär 18. — 25. 2. 1948: Deutliche Schwellung, deutliche klinische Aufklappbarkeit des inneren Gelenkspaltes. Pupillenreaktion träge. PSR nicht auslösbar. Anlegen einer Gipshülse am 24. 2. 1948, die bis 3. 5. 1948 liegen blieb. Eine Röntgenkontrolle ergab keine sicheren Anhaltspunkte für eine frische oder alte Knochenverletzung oder Erkrankung. Bei der neurologischen Kontrolluntersuchung wurde der Verdacht auf Tabes ausgesprochen.

Ambulant 26. 2. — 1. 11. 1948: Bei der Entlassung aus der ambulanten Behandlung fand sich kein Gelenkserguß mehr.

1. Gutachten (28. 11. 1948): Deutlicher Erguß im Kniegelenk, Seitenlockerung, Tabes. Eine Röntgenkontrolle wurde nicht durchgeführt. Einschätzung mit 30%.

Ambulant 15. — 22. 4. 1949: Punktion eines Ergusses. Anschließend Kompressionsverband.

2. Gutachten (7. 7. 1949): In Ruhe keine besonderen Schmerzen. Bei Anstrengung würde das linke Knie sofort anschwellen. Gang hinkend. Deutliche Bandlockerung innen. Die durchgeführte Röntgenkontrolle ergab beginnende tabische Veränderungen besonders im Bereiche des inneren Ober- und Unterschenkelcondyls (Abb. 23). Einschätzung mit 30%.

3. Gutachten (8. 8. 1951): Deutlicher Erguß, inneres Seitenband locker, vordere Schublade. Der Verletzte klagt über starke Schmerzen, so daß er halbe Nächte nicht schlafen könne. Einschätzung mit 30%.

4. Gutachten (20. 8. 1952): Habe dauernd Schmerzen, Gang hinkend. Deutliche Lockerung des inneren Seitenbandes. Einschätzung mit 30%.

Stationär 10. — 18. 10. 1955: Mächtiger Erguß in beiden Kniegelenken. Rechts stärker als links (Abb. 26). Behandlung mit Zinkleim-Idealbindenverband. Die durchgeführte Röntgenkontrolle ergab, daß die tabischen Veränderungen gegenüber der Röntgenkontrolle vom 9. 7. 1949 deutlich zugenommen haben und rechts stärker ausgeprägt sind als links (Abb. 24).

Ambulant 19. — 25. 10. 1955: Die Schwellung beider Kniegelenke war weitgehend zurückgegangen.

Zur Ergänzung dieses hier wiedergegebenen Falles ist noch zu bemerken, daß der Verletzte sich am 25. 4. 1956 den rechten Unterschenkel an einer Kiste angeschlagen hat. Er verspürte einen heftigen Schmerz, arbeitete jedoch als Badewärter — einen Posten, den er seit 1955 innehat — weiter. Da der Schmerz im Unterschenkel nicht nachließ, suchte er am 27. 4. 1956 ein auswärtiges Krankenhaus auf, wo eine Contusio cruris dext. festgestellt und ein Zinkleimverband für den Unterschenkel angelegt wurde. Am Weg vom Krankenhaus nach Hause habe es laut seinen Angaben einen heftigen Krach im Unterschenkel gemacht, so daß der Verletzte nicht mehr gehen konnte und mit einem Mietwagen nach Hause fuhr. Am 28. 4. 1956 besorgte er sich Krücken und suchte neuerlich das Krankenhaus auf, wo eine Fraktur der rechten Tibia festgestellt wurde. Die Behandlung der Tibiafraktur erfolgte mit einem Oberschenkelgipsverband, zuerst gespalten und dann geschlossen für insgesamt 14 Wochen. Stationär war der Verletzte bis 15. 5. 1956, in ambulanter Behandlung bis 4. 2. 1957.

Wegen der Knieseitenbandzerreißung aus dem Jahre 1941 wurde der Verletzte am 17. 11. 1956 nachuntersucht. Er trägt einen Schienenhülsenapparat rechts. Geht mit Stock. Er habe dauernd stärkere Schmerzen in beiden Kniegelenken. Diese sind beide deutlich verdickt. Der Umfang des rechten Kniegelenkes ist um 7 cm größer als der des linken. Deutliche Varicen beiderseits. Aktive Beweglichkeit im rechten Kniegelenk von 175—80⁰ gegenüber 175—85⁰ der Vergleichsseite. Die in Abduktion gehaltenen Röntgenaufnahmen ergaben in beiden Kniegelenken keinerlei Aufklappbarkeit. Es besteht jedoch eine schwerste Deformierung in beiden Kniegelenken, wie sie bei einer tabischen Arthropathie vorkommt, wobei diese rechts stärker ausgeprägt ist als links (Abb. 21 u. 25).

XIV. Seitenbandzerreißung und spinale Kinderlähmung

Kommt es zur Verletzung eines Kniegelenkes, das von spinaler Kinderlähmung betroffen ist, so sind besonders die *klinischen* Symptome für die Diagnose einer Zerreißung der Knieseitenbänder maßgebend. Eine gehaltene Röntgenaufnahme gibt hier wohl die Größe der Aufklappbarkeit des inneren oder äußeren Kniegelenkspaltes an, doch ist diese insofern nicht verwertbar, da man die Schwere, der bei spinaler Kinderlähmung oft bestehenden Lockerung der Seitenbänder nicht kennt. Daher sind auch die gehaltenen Röntgenaufnahmen der nicht verletzten Seite nicht verwertbar.

Es ist bei diesen Fällen besonders darauf zu achten, ob es sich bei der Seitenbandzerreißung auch um eine *frische* Verletzung handelt. Die Art und die Dauer der Ruhigstellung ist wie bei allen Seitenbandzerreißungen durchzuführen.

Fall: 31jährige Lehrerin (spinale Kinderlähmung mit 10 Jahren, Lähmung am linken Bein), die am 1. 2. 1941 auf dem Weg in die Schule bei Glatteis ausrutschte und sich dabei das linke Knie verletzte. Sie konnte nicht mehr gehen. Einlieferung mit dem Krankenwagen in das Unfallkrankenhaus Wien. Klinisch bot die Verletzte alle Zeichen einer frischen inneren Seitenbandzerreißung des linken Kniegelenkes. Die durchgeführte Röntgenkontrolle ergab außer einer Entkalkung und leichten Arthrose im Kniebereich keine sicheren Anhaltspunkte für eine frische Knochenverletzung. Am nächsten Tag wurde eine Gipshülse für 55 Tage angelegt. Nach Gipsabnahme bekam die Verletzte noch einen Zinkleim-Idealbindenverband. Nachuntersuchung am 22. 11. 1956: Verletzte geht hinkend mit Stock wie vor der Verletzung. Subjektiv wäre ihr Zustand ebenfalls wie vor der Zerreißung des inneren Knieseitenbandes. Es besteht eine Streckhemmung im Kniegelenk von 40^0 und eine Beugehemmung von 40^0. Klinisch ist das innere und äußere Seitenband locker, vordere und hintere Schublade. Kein Druckschmerz. Röntgenologisch findet sich eine Zunahme der Arthrose im Kniebereich.

XV. Seitenbandzerreißung und Morbus Paget

Im Unfallkrankenhaus Wien kam auch ein Verletzter mit einer Zerreißung des inneren Knieseitenbandes in Behandlung, der einen Morbus Paget hatte. Der Heilungsverlauf war normal. Die Art und Dauer der Ruhigstellung erfolgte wie bei den übrigen Seitenbandzerreißungen.

Fall: 57jähriger Heizer, der am 27. 7. 1944 im Kesselhaus stürzte und sich das linke Knie verletzte. Am nächsten Tag suchte er wegen starker Schmerzen das Unfallkrankenhaus auf, wo eine Zerreißung des inneren linken Knieseitenbandes festgestellt wurde. Die ohne Lokalanaesthesie gehaltenen Röntgenaufnahmen ergaben eine Aufklappbarkeit von 14 mm gegenüber 7 mm der Vergleichsseite. Anlegen einer Gipshülse für 61 Tage. Dauer der ambulanten Behandlung 128 Tage. Nachuntersuchung am 29. 9. 1956. Subjektiv werden beim längeren Gehen Schmerzen im linken Kniegelenk angegeben. Sämtliche Beingelenke sind aktiv frei beweglich. Vordere Schublade. Die durchgeführte Röntgenkontrolle ergab eine Aufklappbarkeit des inneren Gelenkspaltes von 7 mm beiderseits.

XVI. Stiedascher Schatten und Bandverknöcherungen nach Zerreißung der Knieseitenbänder

1905 beschrieben KÖHLER und PELLEGRINI und 1907 STIEDA einen Knochenschatten, der nahe am Übergang des inneren Oberschenkelknorrens zum Oberschenkelschaft liegt. Später wurden dann auch die Knochenschatten, die an der Innenseite des Oberschenkelknorrens auftraten als Stiedascher Schatten bezeichnet. VOLKMANN hat nun auf die Unrichtigkeit dieser Bezeichnung hingewiesen und versucht eine neue Einteilung vorzunehmen. VOLKMANN unterscheidet:

Stieda I-Schatten: Er liegt an der oberen Fläche des inneren Oberschenkelknorrens gegen den Übergang zum Oberschenkelschaft (Abbildung 27a u. b).

Stieda II-Schatten: Dieser findet sich an der Umbiegungsstelle der oberen zur inneren Fläche des Oberschenkelknorrens (Abb. 27c).

III. Gruppe: Schatten, die im Verlaufe der Innenseite des Oberschenkelknorrens auftreten (Abb. 27d).

Bei der Auswertung des Röntgenmaterials der Seitenbandzerreißungen wurde an der Einteilung von VOLKMANN festgehalten.

Die Ursache der geringen Bandverknöcherungen ist unklar, denn die Nachuntersuchungen haben ergeben, daß sie weder von der Art der Nebenverletzung, noch von der Zeit der Anlegung der Ruhigstellung abhängig waren.

Welche Größe die Verknöcherungen an der Knieinnenseite ausnahmsweise erreichen können, möge folgender Fall zeigen:

Ein 36jähriger Angestellter stürzte am 1. 4. 1955 als Radfahrer und verletzte sich das rechte Knie. Der praktische Arzt stellte eine Prellung fest. Behandlung mit Bettruhe und Umschlägen. Da keine Besserung eintrat, wurde der Verletzte am 16. 4. 1955 in ein auswärtiges Krankenhaus eingewiesen, wo ein Bruch der Eminentia intercondyloidea tibiae festgestellt wurde (auf den Röntgenaufnahmen des Unfallkrankenhauses konnte dieser Bruch nicht festgestellt werden. Es dürfte sich um eine Zerreißung des inneren Knieseitenbandes gehandelt haben). (Abb. 28.) Die Behandlung bestand zunächst in Lagerung auf einer Braunschen Schiene. Am 22. 4. 1955 wurde eine Oberschenkelgipshülse angelegt, die der Verletzte

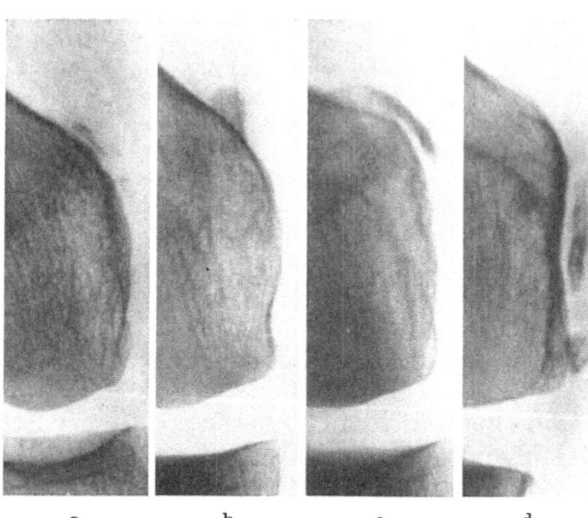

Abb. 27 a—d. a Stieda I-Schatten leichten Grades. b Stieda I-Schatten. c Stieda II-Schatten. d Schatten im Verlaufe der Innenseite des inneren Oberschenkelknorrens. An Länge ist dieser der ausgedehnteste, der bei den frischen im Unfallkrankenhaus Wien konservativ behandelten Zerreißungen des inneren Knieseitenbandes beobachtet wurde

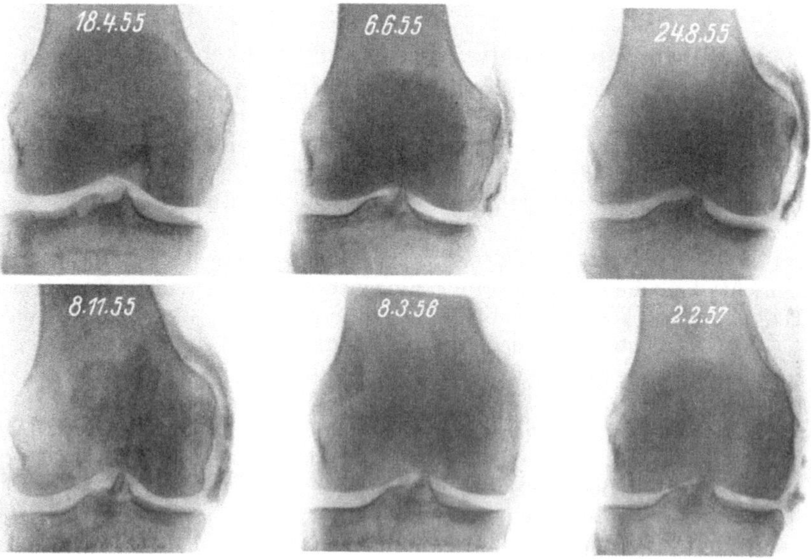

Abb. 28—33

41 Tage ununterbrochen trug. Bei der Gipsabnahme am 3. 6. 1955 war röntgenologisch bereits eine ausgedehnte Verknöcherung im Bereich des inneren Oberschenkelknorrens nachweisbar (Abb. 29). In der Folgezeit kam es zu einer zunehmenden
Einschränkung der Beweglichkeit im Kniegelenk — so daß schließlich nur mehr eine
Beweglichkeit von 155—125⁰ möglich war — und zu immer stärkeren Schmerzen
beim Gehen. Auch röntgenologisch nahm die Verknöcherung an Größe und Kalk-
dichte zu (Abb. 30 u. 31), so daß am 16. 2. 1956 die paraarticulär gelegene Neu-
bildung von uns operativ entfernt wurde. Sie hatte eine Größe von 80:48:21 mm.
Die histologische Untersuchung ergab ein wechselnd faserreiches, zumeist parallel

gefügtes und teilweise weitgehend schleimig entartetes
Bindegewebe. Dieses Bindegewebe läßt sich mehrfach
unmittelbar in geflechtarti-
gem Knochen bzw. in Faserknorpel verfolgen. Die ge-
flechtartigen Knochenbälkchen und der Faserknorpel
bilden wechselnd große, un-
regelmäßig gestaltete Areale
und anschließend bzw. auch
inmitten solcher Bezirke
sind regelmäßig lamellär ge-
fügte Knochenbälkchen zu
erkennen. In den Mark-
räumen ist Fasermark mit
zahlreichen Gefäßen oder
Fettmark getroffen. Ober-
flächlich ist auch eine Mem-
brana synovialis zu erkennen, die papillär proliferiert
erscheint.

Der Befund spricht
für das Vorliegen einer
Verknöcherung im paral-
lel gefügten Bindegewe-
be, wie es in Sehnen und
Fascien gesehen wird.

Nach der Operation wurde
eine gespaltene Gipshülse

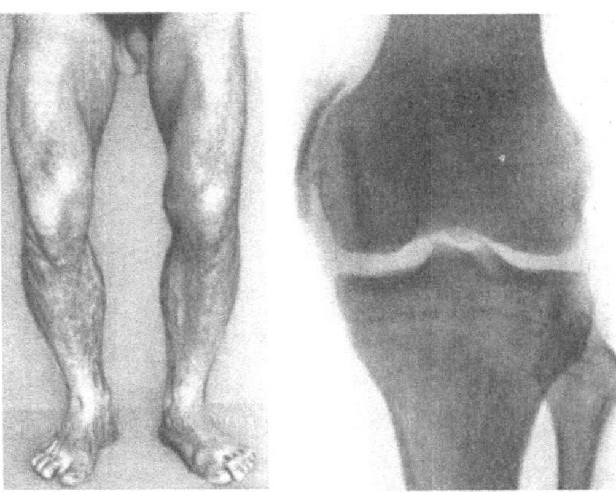

Abb. 34   Abb. 35

Abb. 34 u. 35. Ausgedehnte Bandverknöcherung an der
Innenseite des linken Kniegelenkes, die sogar durch die
Haut sichtbar ist. Es handelt sich um einen 28jährigen
Heizer, der am 5. 1. 1938 mit dem linken Knie auf ein
Eisenstück stürzte. In einem auswärtigen Krankenhaus
wurde eine Zerrung des inneren Knieseitenbandes festgestellt. Behandlung mit elastischer Binde und Massage.
Wegen starker Schmerzen suchte der Verletzte am 7. 3.
1938 das Unfallkrankenhaus auf. Es bestand eine hoch-
gradige Einschränkung der Beweglichkeit im linken Kniegelenk (165—120⁰ gegenüber 180—45⁰ rechts). Die durchgeführte Röntgenkontrolle zeigte eine 62 mm lange und
bis 7 mm breite Verknöcherung neben dem inneren Oberschenkelkondyl. Die Aufklappbarkeit des inneren Gelenkspaltes betrug bei beiden Kniegelenken 8 mm

angelegt, die am 8. 3. 1956 entfernt wurde. Die Operationswunde heilte p. p. Die bei
der Gipsabnahme durchgeführte Röntgenkontrolle ergab, daß die Verknöcherung
vollständig entfernt war (Abb. 32).

Nachuntersuchung am 2. 2. 1957. Subjektive Beschwerden bei Wetterwechsel.
Aktive Beweglichkeit des rechten Kniegelenkes von 175—75⁰, gegenüber 180—60⁰
der Vergleichsseite. Röntgenologisch sind an der Innenseite des inneren Oberschenkelknorrens wieder 3 Verknöcherungen bis zu einer Größe von 6:4 mm nachweisbar
(Abb. 33).

Die Bandverknöcherungen können sogar äußerlich sichtbar sein, wie
Abb. 34 und 35 zeigt.

XVII. Behandlungsergebnisse der Knieseitenbandzerreißungen

Von 1926—1955 wurden im Unfallkrankenhaus Wien 82 665 Verletzte
stationär und 557 062 ambulant behandelt. Von diesen hatten 1141 eine

Zerreißung des inneren und 70 des äußeren Knieseitenbandes, die in jedem einzelnen Fall durch eine gehaltene Röntgenaufnahme einwandfrei nachgewiesen wurde. Von den 1211 Verletzten konnten 511 (42,1%) nachuntersucht werden. Die Ergebnisse der Nachuntersuchungen wurden nach dem Hollerithverfahren ausgewertet.

Über die Verteilung der Fälle gibt die Tabelle 3 Aufschluß.

Tabelle 3

	1141 Zerreißungen des inneren Knieseitenbandes		70 Zerreißungen des äußeren Knieseitenbandes	
	Frische Fälle	Alte Fälle	Frische Fälle	Alte Fälle
	1099	42	53	17
Konservative Behandlung	1089	34	47	12
Davon nachuntersucht	453	9	28	5
Operative Behandlung	10	8	6	5
Davon nachuntersucht	10	1	4	1

1. Äußeres Knieseitenband

a) Konservative Behandlung

Frische äußere Knieseitenbandzerreißungen (47 Fälle). Von 1926 bis 1955 wurden im Unfallkrankenhaus Wien 47 frische Zerreißungen der äußeren Knieseitenbänder konservativ behandelt. Der Grad der Seitenbandzerreißung wurde bei sämtlichen Fällen durch eine gehaltene Röntgenaufnahme nachgewiesen. Von den 47 Verletzten konnten 28, das sind 59,57%, nachuntersucht werden. Die Altersverteilung der 28 nachuntersuchten Verletzten zeigt Tabelle 4.

Tabelle 4

Alter	Männer	Frauen	Summe
10—20	2	0	2 (7,1%)
21—30	13	1	14 (50,0%)
31—40	5	1	6 (21,4%)
41—50	2	3	5 (17,9%)
51—60	1	0	1 (3,6%)
	23 (82,1%)	5 (17,9%)	28 (100%)

Man sieht aus dieser Zusammenstellung, daß die männlichen Verletzten wie bei den inneren Seitenbandzerreißungen bei weitem überwiegen. Am meisten betroffen ist das 3. Lebensjahrzehnt.

Der jüngste Verletzte war 17 Jahre und der älteste 51 Jahre alt. Der Altersdurchschnitt der Verletzten betrug 32,2 Jahre. Das rechte Kniegelenk war 16mal und das linke 12mal betroffen. Die Aufschlüsselung nach dem Kostenträger ergibt folgendes Bild (Tabelle 5).

Die Arbeitsunfälle machen mit 12 Verletzten 42,8% der gesamten nachuntersuchten Fälle aus.

Über den Unfallhergang gibt die Tabelle 6 Auskunft.

Tabelle 5

Gebietskrankenkasse	10
Arbeiterunfallversicherung	12
Land- und Forstwirtschaft	1
Gemeinde	2
Bundeskrankenkasse	1
Privat	2
	28

Interessanterweise ist keine äußere Seitenbandzerreißung beim Skifahren entstanden. L. BÖHLER hat 1918 einen Fall mit Abriß des Fibulaköpfchens und Peroneuslähmung beobachtet, der durch einen Skisturz entstanden ist.

Von den nachuntersuchten 28 Verletzten hatten 11 Nebenverletzungen (39,2%). Als Nebenverletzungen kamen vor: Zerreißung des inneren Knieseitenbandes (2), Bruch der Eminentia intercondyloidea tibiae (3), Bruch des Fibulaköpfchens (1), Abbruch am äußeren Schienbeinknorren (2), Bruch des Unterschenkels (1), Zerrung (1) und Zerreißung (1) des Nervus peroneus. 20 Verletzte kamen am Tage der Verletzung, die übrigen bis zum 5. Tag nach der Verletzung in die Behandlung des Unfallkrankenhauses Wien.

Die größte röntgenologisch nachgewiesene Differenz der Aufklappbarkeit zwischen verletztem und nicht verletztem Knie betrug 32 mm, im Durchschnitt bei allen 28 Fällen 8,1 mm.

Tabelle 6

Unfallhergang	Anzahl der Fälle
Fußballspiel	9
Sonstiger Sport	2
Fahrrad	2
Motorrad	3
Sonstige Stürze	8
Direkte Traumen	4
	28

Die Behandlung bestand bei 4 Fällen im Anlegen eines Zinkleimverbandes für den Unterschenkel und einer elastischen Binde für das Kniegelenk. 24 Verletzte wurden mit einer Gipshülse behandelt. Die Dauer der Ruhigstellung mit der Gipshülse betrug im Durchschnitt 64,6 Tage. Von den 28 Verletzten wurden 18 stationär und 10 nur ambulant behandelt. Die 11 Verletzten, die außer einer Zerreißung des äußeren Knieseitenbandes noch eine Nebenverletzung hatten, waren alle in stationärer Behandlung.

Die 18 stationären Fälle mit und ohne Nebenverletzung hatten einen durchschnittlichen Krankenhausaufenthalt von 7,9 Tagen. Die 11 Verletzten mit Nebenverletzungen hatten einen durchschnittlichen Krankenhausaufenthalt von 9,7 Tagen, die 7 stationären Fälle ohne Nebenverletzungen einen von 2,2 Tagen. Der durchschnittliche Krankenhausaufenthalt aller 28 Fälle betrug 5,1 Tage, die ambulante Behandlungszeit 84,1 Tage, so daß sich eine Gesamtbehandlungszeit von 89,2 Tagen ergibt. Die 17 Fälle ohne Nebenverletzungen hatten eine durchschnittliche stationäre Behandlung von 2,32 Tagen, eine ambulante von 74,2 Tagen, so daß sich für diese Gruppe eine Gesamtbehandlungszeit von 76,52 Tagen ergibt.

In Tabelle 7 sind die Behandlungszeiten nach dem Unfallhergang aufgeschlüsselt. Interessanterweise haben hier die Betriebsunfälle sowohl mit als auch ohne Nebenverletzungen die kürzesten Behandlungszeiten, eine den üblichen Erfahrungen widersprechende Feststellung. Dies ist jedoch darauf zurückzuführen, daß bei den Betriebsunfällen die Aufklappbarkeit im Durchschnitt geringer und der Grad der Nebenverletzungen weniger schwer war. Auch der prozentuale Anteil der Nebenverletzungen ist bei den Betriebsunfällen am geringsten.

Tabelle 7. *a) Behandlungszeiten der äußeren Kniebandzerreißungen*
o h n e *Nebenverletzung*

Art des Unfalls und Zahl der Fälle		Durchschnittliche		Gesamtbehandlungszeiten				Durchschnitt der Gesamtbehandlungszeit
		stationäre Tage	ambulante Tage	kürzeste		längste		
				stat.	amb.	stat.	amb.	
Sportunfälle Versicherte	6	1,83	75,16	0	27	8	117	76,99
Betriebsunfälle	9	1,50	67,25	0	9	7	120	68,75
Sonstige	2	7,50	103,00	6	88	9	118	110,50

b) Behandlungszeiten der äußeren Kniebandzerreißungen m i t *Nebenverletzung*

Art des Unfalls und Zahl der Fälle		Durchschnittliche		Gesamtbehandlungszeiten				Durchschnitt der Gesamtbehandlungszeit
Sportunfälle Versicherte	5	6,38	100,32	3	81	11	124	106,70
Betriebsunfälle	3	8,94	87,33	3	47	13	130	96,27
Sonstige	3	17,33	110,83	4	85	44	133	128,16

Tabelle 8

Nachuntersuchung nach Jahren	Anzahl der Fälle
1	3
2	5
3	3
4	4
5	4
6	2
7	1
8	2
13	1
15	1
16	1
19	1
	28

Die Nachuntersuchung erfolgte 1 bis 19 Jahre nach dem Unfall (Tabelle 8).

Sämtliche Verletzte standen noch in Arbeit. Keiner hatte einen unfallbedingten Berufswechsel durchgemacht. 19 Verletzte gaben an, beschwerdefrei zu sein. Subjektiv gaben 9 Beschwerden an, und zwar beim Stiegen- bzw. beim Leiterheruntersteigen (3), Unsicherheit beim Gehen über Unebenheiten (4) und bei Witterungsumschlag (2).

22 Verletzte haben vor dem Unfall Sport betrieben. 8 von diesen haben ihn nach der Verletzung nicht mehr ausgeübt.

Bei der Nachuntersuchung wurden von jedem Verletzten wieder gehaltene Röntgenaufnahmen beider Kniegelenke gemacht. Die noch bestehende Differenz der Aufklappbarkeit zwischen verletztem und nicht verletztem Kniegelenk war folgende:

Tabelle 9

7 Fälle hatten keine Aufklappbarkeit, eine Aufklappbarkeit von

1 mm hatten	3 Verletzte	4 mm hatten	4 Verletzte
2 mm hatten	11 Verletzte	5 mm hatte	1 Verletzter
3 mm hatte	1 Verletzter	6 mm hatte	1 Verletzter
			21 Verletzte

Ein *Stieda*-Schatten bzw. eine Bandverknöcherung war bei 3 Fällen nachweisbar. 10 Verletzte hatten eine Arthrose, und zwar 6 leichten (Abb. 51) und 4 stärkeren (Abb. 52) Grades im Kniebereich, wobei aber bei 4 Verletzten eine solche schon zur Zeit der Verletzung bestand.

Bei 4 Fällen war eine vordere Schublade, eine davon auch auf der Vergleichsseite nachweisbar. 8 hatten eine hintere Schublade, wobei diese bei 2 Fällen stärkeren Grades war. Zeichen einer Verletzung des äußeren Meniscus fanden sich bei der Nachuntersuchung bei einem Fall, einer Verletzung des inneren Meniscus ebenfalls bei einem Fall. 3 Verletzte wurden in der Zwischenzeit am äußeren Meniscus auswärts operiert.

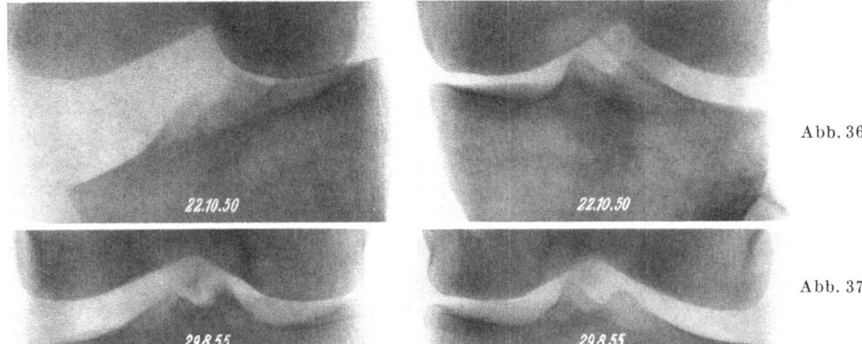

Abb. 36

Abb. 37

Abb. 36. 38jähriger Installateur, der am 22. 10. 1950 beim Fußballspiel von einem Mitspieler einen Tritt gegen die Innenseite des rechten Kniegelenkes erhielt. Der Verletzte konnte nicht mehr gehen und wurde sofort mit dem Krankenwagen in das Unfallkrankenhaus eingeliefert. Die in Lokalanaesthesie in Adduktion oder Varusstellung gehaltenen Röntgenaufnahmen ergaben eine Aufklappbarkeit des äußeren rechten Kniegelenkspaltes von 28 mm gegen 10 mm der Vergleichsseite. Sofortiges Anlegen einer gespaltenen Gipshülse, die am 28. 10. 1950 durch eine geschlossene ersetzt wurde. Dauer der Ruhigstellung 82 Tage

Abb. 37. Nachuntersuchung am 29. 8. 1955. Verletzter gibt außer einer geringen Unsicherheit beim Leiterheruntersteigen subjektiv keine Beschwerden an. Sämtliche Beingelenke rechts sind aktiv frei beweglich. Kein Muskelschwund. Die röntgenologische Aufklappbarkeit beträgt 14:10 mm. Wegen der zu kurz dauernden Ruhigstellung besteht noch eine Differenz der Aufklappbarkeit von 4 mm. Trotzdem keine Arthrose

20 Verletzte hatten bei der Nachuntersuchung weder eine Streck- noch eine Beugehemmung. Über die 8 Fälle mit Beweglichkeitseinschränkung gibt Tabelle 10 Auskunft.

Tabelle 10. *Bewegungseinschränkung*

	Streckhemmung	
	mit Nebenverletzung	ohne Nebenverletzung
1— 5⁰	2	1
6—10⁰	1	0
11—15⁰	1	0
16—20⁰	1	0
	5	1
	Beugehemmung	
1— 5⁰	0	4
6—10⁰	0	1
11—15⁰	2	0
26—30⁰	1	0
	3	5

Übersicht über die 3 frischen äußeren Knieseitenbandzerreißungen konservativ behandelt, mit Nebenverletzungen (Fall 1: Bruch der Eminentia intercondyloidea tibiae, Fall 2: Bruch des Unterschenkels, Fall 3: Bruch des inneren Schienenknorrens) *mit subjektiven Beschwerden bei der Nachuntersuchung*

Erklärung der Abkürzungen: AUVA = Allgemeine Unfallversicherungsanstalt, GKK = Gebietskrankenkasse, LAUFO = Land- und forstwirtschaftliche Sozialversicherungsanstalt, Gemeinde = Krankenfürsorgeanstalt der Gemeindebediensteten, Bahn = Versicherungsanstalt der Öst. Bundesbahnen, Bund = Bundeskrankenkasse

Fortlaufende Nummer	Alter des Verletzten zur Zeit der Verletzung	Kostenträger	Primäre Differenz der Aufklappbarkeit zwischen verletzter und nicht verletzter Seite in mm	Art der Behandlung	Dauer der ununterbrochenen Ruhigstellung in Tagen	Stellung des Kniegelenkes im Gipsverband in Winkelgraden	Dauer des stationären Aufenthaltes in Tagen	Dauer der ambulanten Behandlung in Tagen	Bestehende Arthrose oder Bandverknöcherung zur Zeit der Verletzung	Alter des Verletzten bei der Nachuntersuchung	Differenz der Aufklappbarkeit zwischen verletzter und nicht verletzter Seite bei der Nachuntersuchung in mm	Arthrose bei der Nachuntersuchung	Arthrose der Vergleichsseite bei der Nachuntersuchung	Bandverknöcherungen bei der Nachuntersuchung	Streckhemmung in Winkelgraden bei der Nachuntersuch. gegenüber der Vergleichsseite	Beugehemmung in Winkelgraden bei der Nachuntersuch. gegenüber der Vergleichsseite	Muskelschwund am OS in cm bei der Nachuntersuchung gegenüber der Vergleichsseite	Schublade
1	38	GKK	18	Hülse	82	172	5	105	0	43	4	leichte	0	0	0	0	0	hintere
2	41	AUVA	5	OS-Gips	56	170	4	133	leichte	43	1	leichte	leichte	0	20	15	1,5	0
3	51	AUVA	4	OS-Gips	40	180	7	80	0	53	0	0	0	0	0	0	1	vordere

Bei 6 von den 8 Verletzten bestand eine gleichzeitige Streck- und Beugehemmung.

Alte äußere Knieseitenbandzerreißungen (12 Fälle). Von den 12 nicht frischen, auswärts konservativ behandelten Fällen konnten 5 nachuntersucht werden. Einer war durch einen Betriebsunfall entstanden. Die Verletzten kamen in einem Zeitraum von 53 Tagen bis 4 Jahren nach der Verletzung in die Behandlung des Unfallkrankenhauses. Das Alter der Verletzten beim Behandlungsbeginn im Unfallkrankenhaus war 20 bis 49 Jahre; 2 davon waren Männer. Die Differenz der röntgenologischen Aufklappbarkeit zwischen verletztem und nicht verletztem Kniegelenk betrug 2—7 mm. Nebenverletzungen hatte nur einer und zwar einen Abbruch am Wadenbeinköpfchen und an der Eminentia intercondyloidea tibiae. Die auswärtige Behandlung bestand bei einem Fall in Heißluft und Massage, bei einem mit elastischer Binde und bei 2 Fällen mit einer Gipshülse für 47 bzw. 56 Tage, die am 21. bzw. 7. Tage nach der Verletzung angelegt wurde.

Übersicht über die 3 frischen äußeren Knieseitenbandzerreißungen, konservativ behandelt, mit Nebenverletzungen (Fall 1: Bruch des Unterschenkels, Fall 2: Abbruch am äußeren Schienbeinknorren, Fall 3: Bruch der Eminentia intercondyloidea tibiae und des Wadenbeinköpfchens), *die bei der Nachuntersuchung eine Streckhemmung von mehr als 10° und eine Beugehemmung von mehr als 20° hatten*

Fortlaufende Nummer	Alter des Verletzten zur Zeit der Verletzung	Kostenträger	Primäre Differenz der Aufklappbarkeit zwischen verletzter und nicht verletzter Seite in mm	Art der Behandlung	Dauer der ununterbrochenen Ruhigstellung in Tagen	Stellung des Kniegelenkes im Gipsverband in Winkelgraden	Dauer des stationären Aufenthaltes in Tagen	Dauer der ambulanten Behandlung in Tagen	Bestehende Arthrose oder Bandverknöcherung zur Zeit der Verletzung	Alter des Verletzten bei der Nachuntersuchung	Differenz der Aufklappbarkeit zwischen verletzter und nicht verletzter Seite bei der Nachuntersuchung in mm	Arthrose bei der Nachuntersuchung	Arthrose der Vergleichsseite bei der Nachuntersuchung	Bandverknöcherungen bei der Nachuntersuchung	Streckhemmung in Winkelgraden bei der Nachuntersuch. gegenüber der Vergleichsseite	Beugehemmung in Winkelgraden bei der Nachuntersuch. gegenüber der Vergleichsseite	Muskelschwund am OS in cm bei der Nachuntersuchung gegenüber der Vergleichsseite	Schublade
1	41	AUVA	5	OS-Gips	56	170	4	133	leichte	43	1	leichte	leichte	0	20	15	1,5	0
2	25	AUVA	3	Hülse	42	165	5	47	0	26	0	leichte	0	0	15	0	1,0	0
3	46	GKK	32	Hülse	110	180	44	111	0	48	2	stärkere	0	ja	5	30	4,5	0

Übersicht über die 6 frischen äußeren Knieseitenbandzerreißungen, konservativ behandelt, ohne Nebenverletzungen mit subjektiven Beschwerden bei der Nachuntersuchung

Fortlaufende Nummer	Alter des Verletzten zur Zeit der Verletzung	Kostenträger	Primäre Differenz der Aufklappbarkeit zwischen verletzter und nicht verletzter Seite in mm	Art der Behandlung	Dauer der ununterbrochenen Ruhigstellung in Tagen	Stellung des Kniegelenkes im Gipsverband in Winkelgraden	Dauer des stationären Aufenthaltes in Tagen	Dauer der ambulanten Behandlung in Tagen	Bestehende Arthrose oder Bandverknöcherung zur Zeit der Verletzung	Alter des Verletzten bei der Nachuntersuchung	Differenz der Aufklappbarkeit zwischen verletzter und nicht verletzter Seite bei der Nachuntersuchung in mm	Arthrose bei der Nachuntersuchung	Arthrose der Vergleichsseite bei der Nachuntersuchung	Bandverknöcherungen bei der Nachuntersuchung	Streckhemmung in Winkelgraden bei der Nachuntersuch. gegenüber der Vergleichsseite	Beugehemmung in Winkelgraden bei der Nachuntersuch. gegenüber der Vergleichsseite	Muskelschwund am OS in cm bei der Nachuntersuchung gegenüber der Vergleichsseite	Schublade
1	28	AUVA	10	Hülse	75	165	3	74	0	34	2	0	0	0	5	5	0	0
2	27	AUVA	5	Hülse	40	170	0	42	0	32	0	0	0	0	0	0	1,5	hintere
3	47	GKK	3	Hülse	48	170	0	88	0	52	2	0	0	0	0	0	0	0
4	22	GKK	5	Hülse	43	165	0	69	0	25	2	0	0	0	0	0	0,5	hintere
5	40	AUVA	3	ZL-Idealbinde	30	0	0	35	leichte	41	2	stärkere	0	0	0	0	0	hintere
6	22	AUVA	3	Hülse	49	170	6	93	0	23	5	0	0	0	0	0	0	hintere

Die Nachuntersuchung erfolgte nach einem Zeitraum von 6—16 Jahren. Auch bei diesen Fällen wurden bei der Nachuntersuchung wieder gehaltene Röntgenaufnahmen angefertigt. Die röntgenologische Aufklappbarkeit war bei allen Fällen im wesentlichen gegenüber der vor Jahren festgestellten unverändert geblieben.

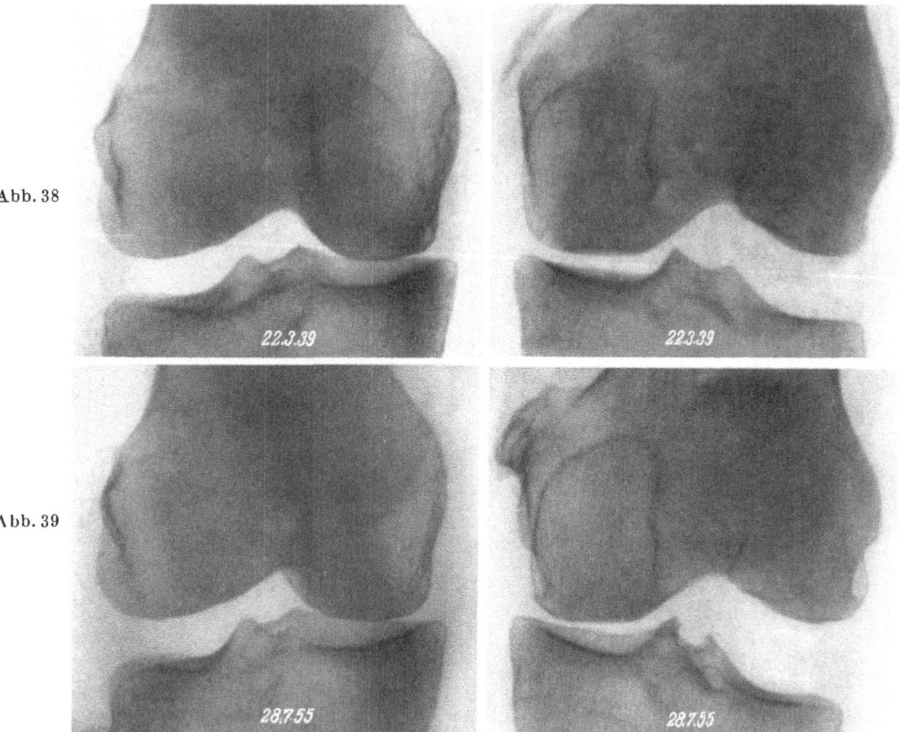

Abb. 38. 37jährige Hausfrau, die am 22. 1. 1939 in der Wohnung über den Teppich stürzte und sich dabei das linke Knie verletzte. Sie wurde auswärts mit einer elastischen Binde für das Kniegelenk und mit Massage behandelt. Da die Schmerzen beim Gehen immer zunahmen und auch das Kniegelenk immer mehr anschwoll, suchte sie am 22. 3. 1939 das Unfallkrankenhaus auf. Die ohne Lokalanaesthesie in Adduktion gehaltenen Röntgenaufnahmen zeigten eine Aufklappbarkeit des linken äußeren Kniegelenkspaltes von 16 mm gegen 9 mm der Vergleichsseite. Außerdem ist am inneren Oberschenkelknorren bereits ein beginnender Stieda II-Schatten zu sehen. Behandlung mit Zinkleimverband für den Unterschenkel und Idealbinde für das Kniegelenk, Verbot von Massage und passiven Bewegungen. Hierauf Abklingen der Schwellung und der Schmerzen

Abb. 39. Nachuntersuchung am 28. 7. 1955. Subjektiv äußert die Verletzte überraschenderweise nur eine geringe Unsicherheit beim Gehen. Die Beingelenke links sind aktiv frei beweglich. Kein Muskelschwund. Die röntgenologische Aufklappbarkeit hat zugenommen und beträgt 18:10 mm. Am inneren Oberschenkelknorren ein 27:6 mm großer Stieda II-Schatten. Geringe Arthrose mit Entrundung der Gelenkränder

4 Verletzte haben eine Arthrose bzw. eine Bandverknöcherung, die wohl darauf zurückzuführen sind, daß in keinem der Fälle die Ruhigstellung ausreichend und rechtzeitig erfolgte.

Bei 2 Fällen bestand eine Streckhemmung von 5 bzw. 30⁰ und bei einem eine Beugehemmung von 5⁰. Bei 2 Verletzten war eine vordere und bei 2 eine hintere Schublade nachweisbar. 4 von den 5 Verletzten geben subjektiv Beschwerden an, wie geringe Unsicherheit beim Gehen oder Stiegenabwärtssteigen und schnelle Ermüdbarkeit. Einer der unfallversicherten Verletzten wurde mit einer 10%igen Dauerrente eingeschätzt.

b) Operative Behandlung

Frische operierte äußere Knieseitenbandzerreißungen (6 Fälle). In einem Zeitraum von 30 Jahren wurden im Unfallkrankenhaus Wien von 53 Fällen mit frischer Zerreißung des äußeren Knieseitenbandes 6 operativ behandelt, von denen 4 nachuntersucht werden konnten.

Sämtliche Verletzte waren Männer. Das Alter betrug 31—41 Jahre. Eine Verletzung war durch einen Betriebsunfall, eine beim Fußballspiel und 2 durch Verkehrsunfälle entstanden. Von den 4 Fällen hatten 3 Nebenverletzungen wie folgt: 1. Abbruch des Tuberculum mediale der Eminentia intercondyloidea tibiae und einen Abbruch am äußeren Tibiaepicondylus, 2. Bruch des Fibulaköpfchens und der Eminentia intercondyloidea tibiae und 3. Bruch des Fibulaköpfchens, Abriß am äußeren Meniscus und Riß des vorderen Kreuzbandes.

Die größte röntgenologisch nachweisbare Aufklappbarkeit des äußeren Gelenkspaltes betrug 39 mm, die kleinste 16 mm. Die größte Differenz zwischen verletztem und nicht verletztem Kniegelenk war 29 mm, die kleinste 8 mm, im Durchschnitt 15 mm.

Die Behandlungszeiten zeigt Tabelle 11.

Fall 1: 41jähriger Hilfsarbeiter, der am 1. 3. 1951 mit dem linken Knie zwischen einem LKW und einem Tor eingeklemmt wurde. Röntgenologische Aufklappbarkeit des äußeren Gelenkspaltes von 39:10 mm. Außerdem war die Spitze des Wadenbeinköpfchens abgerissen und zeigte eine Diastase von 12 mm. Sie ließ sich konservativ nicht reponieren. Am 12. 3. 1951 Operation. Dabei zeigte sich, daß das äußere Seitenband eingerissen war. Ebenso der äußere Meniscus. Außerdem war auch noch das vordere Kreuzband gerissen. Reposition der Spitze des Wadenbeinköpfchens und Drahtnaht. Naht des Seitenbandes, keilförmige Resektion am äußeren Meniscus. Das vordere Kreuzband wurde operativ nicht versorgt. Anschließend Gipshülse für 55 Tage. Der Verletzte war 25 Tage in stationärer und 96 Tage in ambulanter Behandlung.

Nachuntersucht am 11. 8. 1955. Subjektiv werden Beschwerden beim Stiegenabwärtsgehen angegeben. Kein Muskelschwund am Oberschenkel, Streckhemmung im Kniegelenk von 5° bei freier aktiver Beugung. Vordere Schublade. Die durchgeführte Röntgenkontrolle ergab eine Aufklappbarkeit des äußeren Kniegelenkspaltes von 23:6 mm.

Fall 2: 34jähriger Kellner, der am 4. 7. 1938 von einem Motorrad niedergestoßen wurde. Röntgenologische Aufklappbarkeit des linken äußeren Gelenkspaltes von 16:8 mm. Das Wadenbeinköpfchen selbst war auch abgerissen und ließ sich konservativ nicht reponieren. Deshalb Drahtnaht desselben am 15. 7. 1938. Das äußere Seitenband selbst war nicht gerissen. Anschließend Gipshülse für 27 Tage. Der Verletzte war 24 Tage in stationärer und 35 Tage in ambulanter Behandlung. Nachuntersucht am 15. 10. 1955. Subjektiv ist Verletzter beschwerdefrei. Kein Muskelschwund am Oberschenkel. Streck- und Beugehemmung im Kniegelenk von 5°. Hintere Schublade. Die durchgeführte Röntgenkontrolle ergab eine Aufklappbarkeit des äußeren Kniegelenkspaltes von 8:7 mm (Abb. 40 u. 41).

Fall 3: 36jähriger Tischler, der am 3. 8. 1954 als Motorradfahrer stürzte und sich das rechte Knie verletzte. Röntgenologische Aufklappbarkeit des äußeren

Gelenkspaltes von 22:13 mm. Weiterhin war vom äußeren Schienbeinknorren eine 9:5 mm große Knochenschale abgebrochen und um 12 mm nach kranial zu verschoben. Sie ließ sich konservativ nicht reponieren. Bei der Operation am 11. 8. 1954 zeigte es sich, daß der Tractus ilio-tibialis in einer Breite von 3,5 cm mit einer Knochenschale ausgerissen war. Das äußere Seitenband selbst war nicht zerrissen. Drahtnaht der Knochenschale. Anschließend Gipshülse für 35 Tage. Der Verletzte war 18 Tage in stationärer und 110 Tage in ambulanter Behandlung. Nachunter-

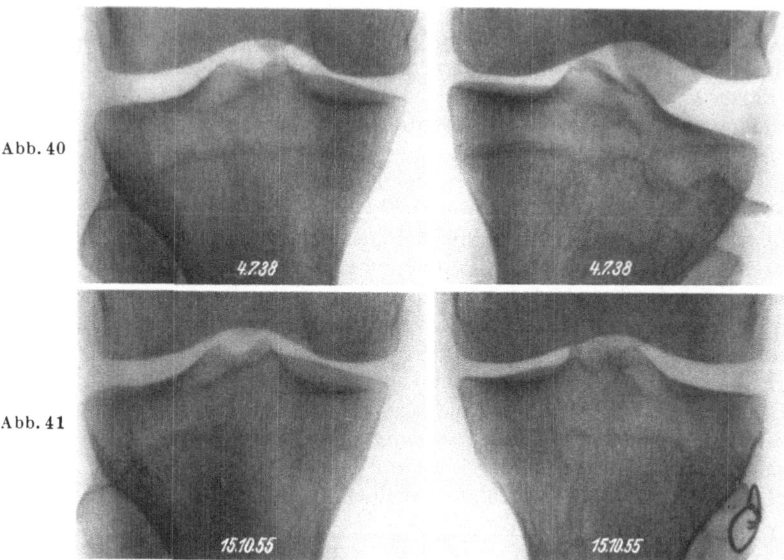

Abb. 40

Abb. 41

Abb. 40 (Fall 2). 34jähriger Kellner, der am 4. 7. 1938 von einem Motorrad niedergestoßen wurde. Sofortige Einlieferung mit dem Krankenwagen in das Unfallkrankenhaus. Röntgenologische Aufklappbarkeit des äußeren Gelenkspaltes von 16 mm gegenüber 8 mm der Vergleichsseite. Das Fibulaköpfchen zeigt eine Diastase von 11 mm. Es ließ sich konservativ nicht reponieren. Operation am 15. 7. 1938

Abb. 41. Nachuntersuchung am 15. 10. 1955. Röntgenologische Aufklappbarkeit von 8:7 mm. Streck- und Beugehemmung im Kniegelenk von 5°. Hintere Schublade. Kein Muskelschwund. Subjektiv ist Verletzter beschwerdefrei

sucht am 2. 9. 1955. Subjektiv wird eine Unsicherheit beim Gehen über Unebenheiten angegeben. Muskelschwund von 1 cm am Oberschenkel gegenüber der Vergleichsseite. Streckhemmung im Kniegelenk von 5° und Beugehemmung von 10°. Die durchgeführte Röntgenkontrolle ergab eine Aufklappbarkeit des äußeren Kniegelenkspaltes von 17:12 mm.

Fall 4: 21jähriger Maschinenformer, der am 27. 6. 1954 beim Fußballspiel einen Tritt gegen die Innenseite des linken Kniegelenkes bekam. Röntgenologische Aufklappbarkeit des äußeren Gelenkspaltes von 25:9 mm. Operation am 2. 7. 1954. Der Operationsbefund ergab, daß der Tractus ilio-tibialis in der Höhe des Gelenkspaltes, das äußere Seitenband knapp oberhalb des Wadenbeinköpfchens quer durchgerissen war. Die Gelenkkapsel war auf einer Länge von 5 cm knapp unterhalb des Meniscus vom Knochen gelöst. Naht. Anschließend Gipshülse für 55 Tage. Der Verletzte war 11 Tage in stationärer und 74 Tage in ambulanter Behandlung. Nachuntersucht am 11. 8. 1955. Subjektiv ist Verletzter beschwerdefrei. Kein Muskelschwund am Oberschenkel. Die Streckung und Beugung im Kniegelenk ist aktiv frei. Keine Schublade. Die durchgeführte Röntgenkontrolle ergab eine Aufklappbarkeit des äußeren Kniegelenkspaltes von 13:9 mm.

Tabelle 11. *Behandlungszeiten der frischen operierten äußeren Seitenbandzerreißungen mit und ohne Nebenverletzung*

Durchschnittliche		Gesamtbehandlungszeiten				Durchschnitt der Gesamtbehandlungszeit
stationäre Tage	ambulante Tage	kürzeste		längste		
		stat.	amb.	stat.	amb.	
19,5	78,7	11	13	24	110	98,2

Die Nachuntersuchungen erfolgten 1—17 Jahre nach der Verletzung. Die noch vorhandene Differenz der röntgenologischen Aufklappbarkeit zwischen verletzter und nicht verletzter Seite geht aus Tabelle 12 hervor.

Tabelle 12

Eine Aufklappbarkeit von	1 mm hatte 1 Verletzter
	4 mm hatte 1 Verletzter
	5 mm hatte 1 Verletzter
	17 mm hatte 1 Verletzter
	4 Verletzte

2 Fälle haben röntgenologisch nachweisbare Bandverknöcherungen und 3 Arthrosen. Subjektiv werden von zweien Beschwerden in Form von Unsicherheit beim Gehen oder Stiegenabwärtsgehen angegeben. 2 Fälle haben eine deutliche vordere und einer eine leichte hintere Schublade. 3 von den 4 Verletzten haben vor der Verletzung Sport betrieben, nachher nur mehr einer.

Kein Verletzter hat einen Berufswechsel durchgemacht. 1 Verletzter hatte bei der Nachuntersuchung weder eine Streck- noch eine Beugehemmung. Über die Beweglichkeitsbeschränkung gibt Tabelle 13 Auskunft.

Tabelle 13. *Bewegungseinschränkung*

Streckhemmung (3 Fälle)	$1-5^0$	3
Beugehemmung (2 Fälle)	$1-5^0$	1
	$6-10^0$	1
		2

Ein Arbeitsunfallverletzter bekam eine temporäre Rente von 30%.

Alte operierte äußere Knieseitenbandzerreißungen (5 Fälle). Von den 5 Fällen, die im Unfallkrankenhaus Wien zur Beobachtung kamen, konnte nur einer nachuntersucht werden.

Ein heute 49jähriger Portier stürzte 1926 im Alter von 20 Jahren 4 m tief vom Heuboden und verletzte sich das linke Kniegelenk. Er wurde in ein auswärtiges Krankenhaus eingeliefert, wo ein Riß des äußeren linken Knieseitenbandes festgestellt wurde. Der Riß wurde operativ versorgt. Eine Ruhigstellung nach der Operation soll nicht durchgeführt worden sein. Einige Jahre nach der Operation hatte er keine Beschwerden. Im Laufe der Zeit bemerkte der Verletzte, daß er links ein immer stärker werdendes O-Bein bekam, hatte dabei jedoch keine wesentlichen Beschwerden. Erst 1944 traten stärkere Schmerzen auf. Er suchte deswegen das Unfallkrankenhaus auf, wo eine geringe Arthrose im linken Kniegelenk nach einer alten operativ versorgten Zerreißung des äußeren Knieseitenbandes festgestellt wurde. Die damals festgestellte röntgenologische Aufklappbarkeit des äußeren Gelenkspaltes betrug 28 mm.

11 Jahre später wurde der Verletzte zur Nachuntersuchung vorgeladen. Er gab subjektiv sehr starke Schmerzen beim Gehen an. Im linken Kniegelenk bestand eine starke Varusstellung (Abb. 43). Nach seinen Angaben war er vor einigen Wochen

bei einem Orthopäden, der einen Schienenhülsenapparat verordnete, den er in kurzer Zeit bekommen sollte. Eine Neuropathie war beim Verletzten nicht nachweisbar. Die gehaltenen Röntgenaufnahmen ergaben diesmal eine Aufklappbarkeit des äußeren Gelenkspaltes von 30 mm gegenüber 13 mm der Vergleichsseite. Außerdem besteht eine im Verhältnis zum klinischen Befund geringe Arthrose im Kniebereich und Bandverknöcherungen am äußeren Oberschenkelknorren (Abb. 42).

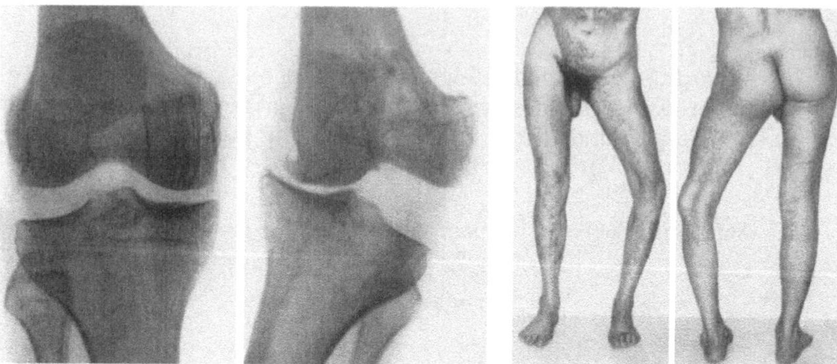

Abb. 42   Abb. 43

Abb. 42. (17. 8. 1955). Die in O-Vermehrung gehaltenen Röntgenaufnahmen zeigen eine Aufklappbarkeit des äußeren linken Kniegelenkspaltes von 30 mm gegenüber 13 mm der Vergleichsseite. Außerdem besteht eine im Verhältnis zum klinischen Befund geringe Arthrose und Bandverknöcherung am äußeren Oberschenkelknorren

Abb. 43. (17. 8. 1955). Äußerlich ist eine Varusstellung von 35° im linken Kniegelenk gegenüber einer Valgusstellung von 6° auf der gesunden rechten Seite zu sehen

2. Inneres Knieseitenband

a) Konservative Behandlung

Frische innere Knieseitenbandzerreißungen (1089 Fälle). Von 1926 bis 1955 wurden im Unfallkrankenhaus Wien 1089 frische Zerreißungen der inneren Knieseitenbänder konservativ behandelt. *Der Grad der Seitenbandzerreißung wurde bei sämtlichen Fällen durch eine gehaltene Röntgenaufnahme nachgewiesen.*

Von der 1089 Verletzten konnten 453, das sind 41,59%, nachuntersucht werden.

Die Altersverteilung der 453 nachuntersuchten Verletzten zeigt Tabelle 14.

Tabelle 14

Alter	Männer	Frauen	Summe
10—19	13	3	16 (3,5%)
20—29	60	20	80 (17,6%)
30—39	78	38	116 (25,6%)
40—49	97	35	132 (29,4%)
50—59	73	13	86 (18,9%)
60—69	14	7	21 (4,6%)
70—79	0	2	2 (0,4%)
	335 (73,95%)	118 (26,05%)	453 (100%)

Man sieht aus dieser Zusammenstellung, daß die männlichen Verletzten mit 73,95% bei weitem überwiegen und daß die Seitenbandzerreißungen im 4. und 5. Lebensjahrzehnt am zahlreichsten sind. Der jüngste Verletzte war 12 und der älteste 76 Jahre alt.

Das rechte Kniegelenk war 234mal und das linke 219mal betroffen. Die Aufschlüsselung der Kostenträger ergibt folgendes Bild (Tabelle 15).

Tabelle 15

Gebietskrankenkasse	179
Arbeiterunfallversicherung	203
Bahnkrankenkasse	5
Land- und Forstwirtschaft	6
Gemeinde	16
Bundeskrankenkasse	16
Private	28
	453

Die Arbeitsunfälle machen mit 203 Verletzten 44,8% der gesamten nachuntersuchten Fälle aus.

Über den Unfallhergang gibt die Tabelle 16 Auskunft.

Tabelle 16

Unfallhergang	Anzahl der Fälle
Fußballspiel	35
Skisport	91
Sonstiger Sport	14
Fahrrad	10
Motorrad	15
Auto	15
Sonstige Stürze	185
Direkte Traumen	87
Artifiziell	1
	453

Tabelle 17. *Differenz der röntgenologischen Aufklappbarkeit zwischen verletztem und nicht verletztem Kniegelenk vor der Behandlung in mm*

mm	Anzahl der Fälle	mm	Anzahl der Fälle	mm	Anzahl der Fälle	mm	Anzahl der Fälle	mm	Anzahl der Fälle
1	6	7	28	13	9	19	2	30	1
2	38	8	36	14	7	20	3	31	1
3	56	9	30	15	4	21	1	33	1
4	51	10	31	16	5	24	1	34	1
5	65	11	15	17	5	27	1	36	1
6	42	12	6	18	4	29	1	37	1

Insgesamt: 453 Fälle

Die durchschnittliche Differenz der Aufklappbarkeit zwischen verletztem und nicht verletztem Kniegelenk betrug bei den 453 Fällen 7,1 mm.

Von den 453 nachuntersuchten Verletzten hatten 90, also 19,8%, eine *Nebenverletzung*, 52 davon im Kniebereich und 38 an anderen Körperteilen. Als Nebenverletzungen kamen vor: Gleichzeitige Zerreißung des äußeren Knieseitenbandes (2), Zerreißung des vorderen (32) oder hinteren (3) Kreuzbandes, Abbruch am Wadenbeinköpfchen (2), Bruch der Eminentia intercondyloidea tibiae (9), Bruch des äußeren oder inneren Unterschenkelknorrens (4), Rißquetschwunden am gleichen Bein (8), Bruch des Oberschenkels am gleichen Bein (2), Bruch des Unterschenkels am gleichen Bein (3), Rißquetschwunden am anderen Bein (6), Bruch des Oberschenkels am anderen Bein (1), Rißquetschwunden am Schädel (13), Brüche im Bereiche des Schädels (4) sowie Bruch eines Vorderarmes (1). Der knöcherne Ausriß des inneren Seitenbandes erfolgte bei den 453 Fällen nur 12mal (2,6%) (Abb. 44 u. 45).

Die größte röntgenologisch nachgewiesene Differenz der Aufklappbarkeit zwischen verletztem und nicht verletztem Kniegelenk betrug 37 mm (Tabelle 17).

Die Behandlung bestand bei 3 Fällen in Bettruhe, bei 7 im Anlegen einer elastischen Binde für das Kniegelenk, bei 62 in einem Zinkleimverband für den Unterschenkel und einer elastischen Binde für das Kniegelenk. 374 Verletzte wurden mit einer Gipshülse behandelt, die im Durchschnitt 62,3 Tage liegen blieb. Bei 7 wurde ein Oberschenkelgips wegen der Nebenverletzungen angelegt.

Behandlungszeiten. Sämtliche Fälle, also sowohl mit als auch ohne Nebenverletzung, hatten einen durchschnittlichen Krankenhausaufenthalt von 3,47 Tagen und eine ambulante Behandlungszeit im Durchschnitt von 90,68 Tagen. In den Tabellen 18 und 19 sind die Behandlungszeiten nach dem Unfallhergang aufgeschlüsselt. Wie bei den anderen Verletzungsarten haben auch hier die versicherten Betriebsunfälle die längsten Behandlungszeiten.

Bei dem einen Verletzten, der mit einer Zerreißung des inneren Knieseitenbandes *ohne* Nebenverletzungen 251 Tage in ambulanter Behandlung des Unfallkrankenhauses war, erscheint wegen der außergewöhnlichen Länge der Behandlungszeit eine genaue Darstellung des Falles erforderlich:

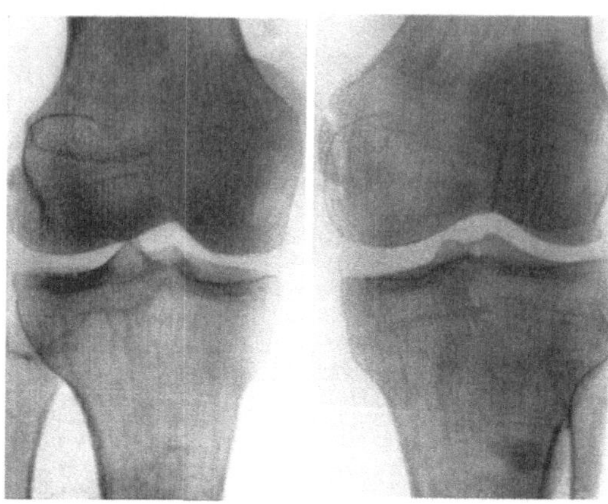

Abb. 44. 43jährige Büglerin, die am 16. 4. 1954 beim Sturz von einem Sessel sich das linke Knie verletzte. Sie konnte nachher nur mehr unter großen Schmerzen gehen. Kam mit Straßenbahn in Begleitung in das Unfallkrankenhaus. Die in Lokalanaesthesie in Abduktion gehaltene Röntgenaufnahme zeigt einen knöchernden Ausriß des inneren Seitenbandes am inneren Oberschenkelknorren. Sofortiges Anlegen einer gespaltenen Gipshülse, die am 20. 4. 1954 durch eine geschlossene ersetzt wurde. Die Gipshülse blieb 42 Tage liegen. Krankenstandsdauer 58 Tage

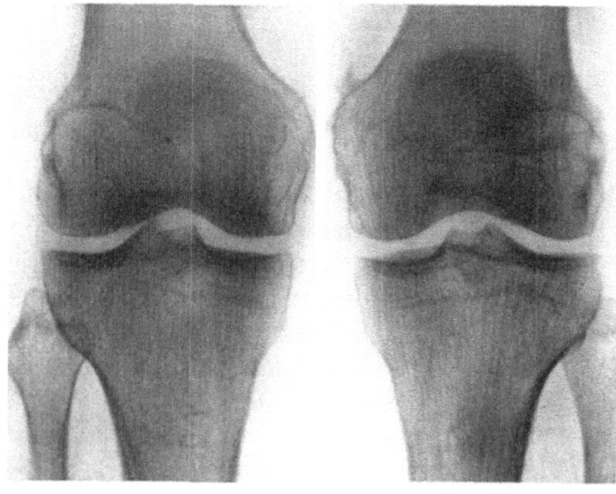

Abb. 45. Nachuntersuchung am 26. 7. 1956. Die Verletzte hat keine Beschwerden. Sämtliche Beingelenke sind aktiv frei beweglich. Übt nach wie vor ihren alten Beruf als Büglerin aus. Die durchgeführte Röntgenkontrolle zeigte, daß der knöcherne Ausriß ohne Verschiebung angeheilt ist und keinerlei Aufklappbarkeit des inneren Kniegelenkspaltes besteht. Leichter Stieda I-Schatten

47jähriger Diplomingenieur, der am 29. 7. 1949 auf dem Weg zur Arbeit als Fahrer einer Beiwagenmaschine gegen eine Telegraphenstange fuhr und dabei mit dem linken Knie in der Beiwagenverstrebung eingeklemmt wurde. Sofortige Einlieferung mit dem Krankenwagen in das Unfallkrankenhaus. Die in Lokalanaesthesie gehaltenen Röntgenaufnahmen ergaben eine Aufklappbarkeit des linken inneren

Tabelle 18. *Behandlungszeiten der 363 inneren Kniebandzerreißungen ohne Nebenverletzungen*

Art des Unfalls und Zahl der Fälle	Durchschnittliche		Gesamtbehandlungszeiten				Durchschnitt der Gesamtbehandlungszeit
	stationäre Tage	ambulante Tage	kürzeste stat.	amb.	längste stat.	amb.	
Sportunfälle 110 Versicherte	1,28	80,83	0	5	10	207	82,11
Betriebsunfälle 160	3,05	93,76	0	0	27	251	96,81
Sonstige 93	2,19	78,51	0	0	18	199	80,70

Tabelle 19. *Behandlungszeiten der 90 inneren Kniebandzerreißungen mit Nebenverletzungen*

Sportunfälle 31 Versicherte	2,82	107,52	3	38	22	236	110,34
Betriebsunfälle 43	7,53	118,97	3	45	150	314	126,34
Sonstige 16	20,20	86,16	5	84	99	314	106,36

Tabelle 20. *Behandlungszeiten der 453 inneren Kniebandzerreißungen mit und ohne Nebenverletzung*

Art des Unfalls und Zahl der Fälle	Durchschnittliche		Gesamtbehandlungszeiten				Durchschnitt der Gesamtbehandlungszeit
	stationäre Tage	ambulante Tage	kürzeste stat.	amb.	längste stat.	amb.	
Sportunfälle 141 Versicherte	1,62	86,7	0	5	22	236	88,32
Betriebsunfälle 203	4,00	99,1	0	0	150	314	103,10
Sonstige 109	4,88	79,7	0	0	99	314	84,58

Kniegelenkspaltes von 20 mm gegenüber 10 mm der Vergleichsseite. Lagerung auf Braunscher Schiene. Am 30. 7. 1949 wurde eine Zinkleim-Gipshülse für 103 Tage angelegt und der Verletzte mit dieser am folgenden Tag aus der stationären Behandlung entlassen. Am 29. 8. 1949 nahm der Verletzte seine Arbeit mit der Gipshülse wieder auf. Noch im Gipsverband stürzte der Verletzte am 22. 9. 1949 über 3 Stufen einer Treppe und hatte nachher neuerlich Schmerzen im Kniegelenk. Die durchgeführte Röntgenkontrolle im Gipsverband ergab keine Zeichen einer Knochenverletzung. Am 14. 11. 1949 wurde der Gipsverband abgenommen und ein Zinkleimverband für den Unterschenkel und eine Idealbinde für das Kniegelenk angelegt. Der Verletzte kam dann monatlich 1mal zur Kontrolle. Am 4. 1. 1950 war die Beweglichkeit im linken Kniegelenk von 165—90°. Am 31. 1. 1950 rutschte der Verletzte neuerlich aus und verspürte dabei einen starken Schmerz im linken Knie. Die Schmerzen hielten einige Tage an. Zeichen für eine frische Verletzung des inneren Knieseitenbandes wurden nicht gefunden. Am 11. 4. 1950 wurde der Verletzte mit einer Beweglichkeit von 175—75° im linken Kniegelenk gegenüber 180—55° rechts aus der ambulanten Behandlung entlassen. Zu bemerken ist noch, daß der Verletzte seinen Angaben nach schon seit Jahren an Rheumatismus in beiden Kniegelenken litt.

Nachuntersuchung am 11. 11. 1954. Übt noch seinen alten Beruf aus. Gelegentlich habe er wie vor dem Unfall in beiden Kniegelenken rheumatische Beschwerden.

Das linke Knie ist äußerlich unauffällig, kein Muskelschwund am Oberschenkel. Kniebeweglichkeit links von 175—60° gegenüber von 180—55°. Keine Schublade. Die Röntgenkontrolle ergab eine Aufklappbarkeit des linken inneren Kniegelenkspaltes von 11 mm gegenüber 9 mm der Vergleichsseite.

Die Nachuntersuchung erfolgte 1—25 Jahre nach dem Unfall.

Tabelle 21

Nachuntersuchung nach Jahren	Anzahl der Fälle	Nachuntersuchung nach Jahren	Anzahl der Fälle	Nachuntersuchung nach Jahren	Anzahl der Fälle
1	22	10	12	18	11
2	35	11	8	19	13
3	47	12	23	20	9
4	31	13	21	21	2
5	38	14	17	22	0
6	50	15	20	23	2
7	36	16	11	24	1
8	26	17	3	25	1
9	14				

410 (90,6%) Verletzte üben noch ihren alten Beruf aus, unfallbedingter *Berufswechsel* erfolgte 14mal (3,1%), altersbedingter 4mal (0,9%) und arbeitsmarktbedingter 9mal (1,9%). 16 Verletzte (3,5%) sind in der Zwischenzeit Altersrentner geworden.

Subjektive Beschwerden. 301 Verletzte (66,4%) gaben an, beschwerdefrei zu sein. An dieser Stelle möchte ich noch bemerken, daß Verletzte, bei denen der Unfall schon längere Zeit zurücklag, bei der Nachuntersuchung oft gar nicht mehr anzugeben wußten, welches Kniegelenk das verletzte war. Subjektiv gaben 152 (33,6%) Beschwerden an. Die Beschwerden aufgeschlüsselt in versicherte Arbeitsunfälle und nicht versicherte Unfälle ergeben folgendes Bild: Von den 203 versicherten Arbeitsunfällen gaben 98 (48,5%) Beschwerden bei der Nachuntersuchung an, und zwar 49 (50%) geringer, 15 (15,3%) mäßiger und 10 (10,2%) stärkerer Art. 24 (24,5%) spüren nur den Wetterwechsel. Von den 250 *nicht* versicherten Verletzten gaben hingegen bei der Nachuntersuchung nur 54 (22%) Beschwerden an und zwar 27 (50%) geringer, 14 (25,9%) mäßiger und 1 (1,8%) stärkerer Art. 12 (22,3%) spüren nur den Wetterwechsel. (Übersicht S. 53—59.)

Die *Sportausübung* zeigt die folgende Aufstellung:

Tabelle 22

188 Verletzte haben nie Sport betrieben,

52 Verletzte haben den Sport nach der Verletzung eingestellt,

38 Verletzte haben die Sportausübung nach der Verletzung vermindert,

153 Verletzte haben den Sport auch nach der Verletzung im gleichen Ausmaß wie vorher betrieben,

17 Verletzte haben den Sport wegen Alter eingestellt,

2 Verletzte haben den Sport wegen Alter vermindert,

2 Verletzte haben den Sport wegen einer anderen Erkrankung eingestellt,

1 Verletzter hat die Sportausübung wegen einer anderen Erkrankung vermindert.

Übersicht über die 116 Zerreißungen des inneren Seitenbandes ohne Nebenverletzung, konservativ behandelt, die bei der Nachuntersuchung subjektive Beschwerden äußerten

Fortlaufende Nummer	Alter des Verletzten zur Zeit der Verletzung	Kostenträger	Primäre Differenz der Aufklappbarkeit zwischen verletzter und nicht verletzter Seite in mm	Art der Behandlung	Dauer der ununterbrochenen Ruhigstellung in Tagen	Stellung des Kniegelenkes im Gipsverband in Winkelgraden	Dauer des stationären Aufenthaltes in Tagen	Dauer der ambulanten Behandlung in Tagen	Bestehende Arthrose oder Bandverknöcherung zur Zeit der Verletzung	Alter des Verletzten bei der Nachuntersuchung	Differenz der Aufklappbarkeit zwischen verletzter und nicht verletzter Seite bei der Nachuntersuchung in mm	Arthrose bei der Nachuntersuchung	Arthrose der Vergleichsseite bei der Nachuntersuchung	Bandverknöcherungen bei der Nachuntersuchung	Streckhemmung in Winkelgraden bei der Nachuntersuch. gegenüber der Vergleichsseite	Beugehemmung in Winkelgraden bei der Nachuntersuch. gegenüber der Vergleichsseite	Muskelschwund am OS in cm bei der Nachuntersuchung gegenüber der Vergleichsseite	Schublade
1	37	GKK	2	ZL-Idealbinde	28	0	0	28	0	56	1	0	0	ja	0	0	0	0
2	35	GKK	2	Hülse	52	165	3	69	0	41	0	0	0	0	0	0	0	vordere
3	43	GKK	2	Idealbinde	12	0	0	12	0	52	1	0	0	0	0	0	0	0
4	45	AUVA	2	ZL-Idealbinde	16	0	0	16	0	60	0	0	0	0	0	0	0	0
5	43	AUVA	2	ZL-Idealbinde	48	0	0	48	0	51	1	stärkere	stärkere	0	0	0	0	0
6	59	AUVA	2	ZL-Idealbinde	21	0	0	21	0	68	0	leichte	leichte	0	0	0	0	vordere
7	40	AUVA	3	ZL-Idealbinde	33	0	0	33	0	54	1	0	0	ja	0	0	0	0
8	41	AUVA	3	Hülse	41	165	0	120	0	53	0	leichte	leichte	ja	0	0	4,0	vordere
9	48	AUVA	4	Hülse	55	170	8	62	0	67	1	0	0	0	0	0	0	vordere
10	44	AUVA	4	Hülse	69	170	5	180	leichte	63	2	leichte	stärkere	ja	0	0	0	0
11	4	Privat	4	Hülse	42	160	2	69	0	46	3	leichte	0	0	0	0	0	0
12	62	AUVA	4	ZL-Idealbinde	39	0	0	39	leichte	68	0	leichte	0	0	0	0	0	0
13	36	GKK	5	Hülse	56	165	2	80	0	42	0	0	0	0	0	0	0	0
14	36	AUVA	5	Hülse	83	165	15	125	0	55	1	0	0	0	0	0	0	vordere
15	41	AUVA	5	Hülse	71	175	4	126	0	56	2	0	0	ja	0	0	0	0

(Fortsetzung Seite 54)

Übersicht über die 116 Zerreißungen des inneren Seitenbandes ohne Nebenverletzung, konservativ behandelt, die bei der Nachuntersuchung subjektive Beschwerden äußerten (Fortsetzung)

Fortlaufende Nummer	Alter des Verletzten zur Zeit der Verletzung	Kostenträger	Primäre Differenz der Aufklappbarkeit zwischen verletzter und nicht verletzter Seite in mm	Art der Behandlung	Dauer der ununterbrochenen Ruhigstellung in Tagen	Stellung des Kniegelenkes im Gipsverband in Winkelgraden	Dauer des stationären Aufenthaltes in Tagen	Dauer der ambulanten Behandlung in Tagen	Bestehende Arthrose oder Bandverknöcherung zur Zeit der Verletzung	Alter des Verletzten bei der Nachuntersuchung	Differenz der Aufklappbarkeit zwischen verletzter und nicht verletzter Seite bei der Nachuntersuchung in mm	Arthrose bei der Nachuntersuchung	Arthrose der Vergleichsseite bei der Nachuntersuchung	Bandverknöcherungen bei der Nachuntersuchung	Streckhemmung in Winkelgraden bei der Nachuntersuch. gegenüber der Vergleichsseite	Beugehemmung in Winkelgraden bei der Nachuntersuch. gegenüber der Vergleichsseite	Muskelschwund am OS in cm bei der Nachuntersuchung gegenüber der Vergleichsseite	Schublade
16	48	AUVA	5	Hülse	37	170	0	53	leichte	50	0	stärkere	leichte	0	0	0	0	0
17	62	AUVA	5	Hülse	68	175	0	127	0	73	0	leichte	leichte	0	0	0	0	0
18	65	AUVA	5	Hülse	65	170	4	202	0	76	0	leichte	leichte	ja	0	0	0	0
19	29	Privat	6	Hülse	55	160	0	109	0	42	1	1	0	0	0	0	0	vordere
20	37	GKK	6	Hülse	80	170	3	151	Bandverknöch.	56	2	0	0	ja	0	0	0	vordere
21	36	GKK	6	Hülse	57	170	2	90	0	46	2	stärkere	stärkere	ja	0	0	0	vordere
22	51	AUVA	8	Hülse	55	170	0	108	0	57	0	0	0	0	0	0	0	0
23	30	Privat	9	Hülse	43	170	0	87	0	31	2	0	0	0	0	0	0	0
24	45	AUVA	9	Hülse	72	180	0	75	0	59	1	leichte	leichte	0	0	0	0	0
25	54	AUVA	9	Hülse	71	170	0	177	0	55	1	0	0	0	0	0	0	vordere
26	56	AUVA	9	Hülse	54	165	3	91	0	61	0	leichte	leichte	ja	0	0	0	vordere
27	54	AUVA	8	Hülse	72	165	0	91	0	64	1	0	0	0	5	0	0	0
28	62	AUVA	8	Hülse	63	165	4	176	0	68	1	leichte	leichte	0	5	0	0	0
29	34	AUVA	4	ZL-Idealbinde	35	0	17	35	0	47	0	0	0	0	0	5	0	0
30	53	GKK	5	Hülse	41	175	6	67	0	73	0	leichte	leichte	0	0	5	0	0
31	53	AUVA	8	Hülse	76	160	5	105	0	68	1	0	0	0	0	5	0	0
32	50	AUVA	9	Hülse	70	170	3	169	0	63	2	0	0	0	0	5	0	0
33	56	AUVA	4	Hülse	31	180	8	95	0	63	1	stärkere	leichte	ja	0	10	0	0
34	39	AUVA	5	Hülse	68	165	4	166	0	57	1	0	0	0	0	10	0	0
35	45	AUVA	5	Hülse	75	165	5	120	0	64	0	0	0	0	0	10	0	vordere
36	46	AUVA	5	Hülse	36	165	0	67	0	54	1	0	0	0	0	10	0	0

37	56	AUVA	7	Hülse	62	170	4	90	0	69	3	leichte	leichte	0	0	10	2,0	0
38	56	AUVA	3	Hülse	41	160	0	58	0	60	0	0	0	0	5	10	0,5	0
39	52	AUVA	6	Hülse	40	155	3	104	0	57	0	leichte	leichte	0	5	10	0	0
40	25	AUVA	8	Hülse	69	165	6	102	0	27	3	0	0	ja	0	15	2,5	vordere
41	41	AUVA	2	ZL-Idealbinde	60	0	0	74	0	57	0	0	0	ja	10	15	3,0	0
42	40	Gemeinde	2	ZL-Idealbinde	30	0	0	36	0	55	0	stärkere	0	0	0	20	2,0	vordere
43	47	AUVA	9	Hülse	41	165	0	77	0	49	0	0	0	0	0	20	0	0
44	52	AUVA	9	Hülse	72	175	16	48	0	72	1	leichte	leichte	ja	0	20	3,0	0
45	38	AUVA	2	Hülse	55	170	4	149	leichte	47	0	stärkere	0	0	5	20	0,5	0
46	57	AUVA	4	Hülse	43	160	0	95	0	70	2	leichte	leichte	0	0	40	4,0	0
47	52	AUVA	10	Hülse	81	170	6	112	0	71	0	0	0	0	0	25	1,0	vordere
48	45	AUVA	10	Hülse	114	170	6	178	0	64	0	0	0	ja	10	25	0,5	0
49	47	AUVA	11	Hülse	82	170	3	113	0	60	0	0	0	0	0	0	0	0
50	43	AUVA	12	Hülse	77	160	3	108	0	50	2	leichte	0	ja	0	5	4,0	0
51	28	GKK	13	Hülse	111	160	9	118	0	31	0	leichte	0	ja	0	0	0	vordere
52	42	AUVA	14	Hülse	85	170	3	130	0	54	2	0	0	ja	0	10	0	0
53	61	AUVA	17	Hülse	109	165	3	194	leichte	67	2	leichte	leichte	0	0	15	1,0	0
54	26	GKK	18	Hülse	70	170	0	117	0	29	2	0	0	ja	10	15	0	0
55	36	Bahn	2	ZL-Idealbinde	22	0	0	22	0	43	0	0	0	ja	0	0	0	0
56	50	AUVA	2	ZL-Idealbinde	19	0	2	19	0	64	0	0	0	0	0	0	0	vordere
57	25	GKK	4	Hülse	57	165	7	57	0	34	0	leichte	0	ja	0	0	0	vordere
58	57	AUVA	4	ZL-Idealbinde	12	0	0	12	0	71	0	leichte	0	ja	0	0	0	0
59	59	AUVA	5	Bettruhe	0	0	0	18	0	66	2	0	0	0	0	0	0	0
60	51	Bahn	5	Hülse	56	165	4	63	0	53	2	leichte	leichte	ja	0	0	0	vordere
61	67	GKK	8	Hülse	73	165	11	165	0	75	0	leichte	leichte	0	0	0	0	0
62	27	AUVA	2	ZL-Idealbinde	61	0	4	61	leichte	45	0	stärkere	leichte	0	0	5	0	vordere
63	47	Privat	5	Hülse	80	175	0	80	0	66	1	leichte	leichte	0	0	5	0	vordere
64	59	GKK	9	Hülse	72	165	3	132	0	65	0	0	0	ja	0	5	0	vordere
65	64	AUVA	9	Hülse	57	175	0	90	0	77	0	0	0	0	0	10	2,0	0
66	71	Privat	6	Hülse	55	165	0	55	0	87	5	stärkere	leichte	0	10	10	0	0

(Fortsetzung Seite 56)

Übersicht über die 116 Zerreißungen des inneren Seitenbandes ohne Nebenverletzung, konservativ behandelt, die bei der Nachuntersuchung subjektive Beschwerden äußerten (Fortsetzung)

Fortlaufende Nummer	Alter des Verletzten zur Zeit der Verletzung	Kostenträger	Primäre Differenz der Aufklappbarkeit zwischen verletzter und nicht verletzter Seite in mm	Art der Behandlung	Dauer der ununterbrochenen Ruhigstellung in Tagen	Stellung des Kniegelenkes im Gipsverband in Winkelgraden	Dauer des stationären Aufenthaltes in Tagen	Dauer der ambulanten Behandlung in Tagen	Bestehende Arthrose oder Bandverknöcherung zur Zeit der Verletzung	Alter des Verletzten bei der Nachuntersuchung	Differenz der Aufklappbarkeit zwischen verletzter und nicht verletzter Seite bei der Nachuntersuchung in mm	Arthrose bei der Nachuntersuchung	Arthrose der Vergleichsseite bei der Nachuntersuchung	Bandverknöcherungen bei der Nachuntersuchung	Streckhemmung in Winkelgraden bei der Nachuntersuch. gegenüber der Vergleichsseite	Beugehemmung in Winkelgraden bei der Nachuntersuch. gegenüber der Vergleichsseite	Muskelschwund am OS in cm bei der Nachuntersuchung gegenüber der Vergleichsseite	Schublade
67	27	GKK	9	Hülse	69	170	3	100	0	32	0	0	0	0	0	20	1,0	vordere
68	30	AUVA	5	ZL-Idealbinde	40	0	2	53	0	44	2	0	0	0	0	30	0	0
69	34	GKK	12	Hülse	96	175	0	160	0	46	4	leichte	0	ja	0	5	1,0	0
70	21	GKK	13	Hülse	71	160	2	94	0	26	3	0	0	0	0	15	0	vordere
71	18	AUVA	14	Hülse	66	170	0	124	0	30	4	stärkere	0	0	10	0	1,0	0
72	58	AUVA	20	Hülse	110	170	8	220	0	67	1	0	0	0	0	15	0	vordere
73	51	AUVA	24	Hülse	90	165	2	90	0	59	5	leichte	leichte	0	0	5	0	vordere
74	32	LAUFO	36	Hülse	111	170	10	101	0	36	4	leichte	0	0	0	5	0	vordere
75	53	AUVA	7	ZL-Idealbinde	92	0	4	125	0	71	2	0	0	0	0	0	0	0
76	59	AUVA	4	Hülse	58	170	5	117	0	66	1	0	0	ja	5	5	0	0
77	39	AUVA	4	Hülse	60	165	3	83	0	54	1	0	0	0	0	10	4,0	vordere
78	34	AUVA	5	ZL-Idealbinde	31	0	0	52	0	45	5	0	0	0	15	20	1,0	0
79	48	AUVA	7	Hülse	60	165	0	152	0	56	1	leichte	0	0	0	30	0	0
80	31	AUVA	2	ZL-Idealbinde	14	0	0	14	0	47	1	0	0	0	5	45	4,0	vordere
81	33	GKK	12	Hülse	72	165	7	202	0	34	3	0	0	0	15	45	1,0	vordere
82	32	AUVA	7	Hülse	43	160	0	66	0	34	1	0	0	0	0	0	0	vordere
83	46	AUVA	8	Hülse	56	170	5	88	0	51	2	0	0	0	0	0	0	vordere
84	50	AUVA	10	Hülse	55	170	0	107	0	55	1	0	0	0	0	0	0	0
85	30	AUVA	13	Hülse	76	165	5	133	0	31	2	0	0	ja	20	25	1,5	vordere

86	39	AUVA	3	Hülse	50	165	0	88	0	46	0	0	0	0	0	0	0	0
87	14	GKK	3	Hülse	49	175	8	86	0	34	0	0	0	0	0	0	0	0
88	23	AUVA	4	Hülse	38	175	12	86	0	36	0	stärkere	0	ja	0	0	0	vordere
89	54	Bund	5	Hülse	42	165	0	113	0	57	1	0	0	0	0	0	4,0	vordere
90	27	AUVA	6	Hülse	21	165	0	25	0	29	2	0	0	ja	0	0	0	0
91	43	AUVA	6	Hülse	68	165	3	112	0	53	2	0	0	0	0	0	0	vordere
92	59	AUVA	8	Hülse	82	165	6	118	0	75	3	0	0	ja	0	0	0	0
93	37	Bund	9	Hülse	71	165	5	100	0	39	1	0	0	ja	0	0	0	0
94	40	GKK	9	Hülse	72	165	5	68	0	56	0	0	0	0	0	0	0	0
95	35	GKK	3	ZL-Idealbinde	28	0	0	28	0	53	0	0	0	0	5	0	0	vordere
96	29	GKK	5	Hülse	52	165	0	75	0	33	0	0	0	0	5	0	0	0
97	43	AUVA	6	Hülse	55	165	0	75	0	46	0	0	0	0	5	0	0	0
98	47	AUVA	3	ZL-Idealbinde	22	0	0	53	0	53	1	0	0	ja	0	5	0	0
99	38	AUVA	4	Hülse	54	165	6	85	0	52	0	0	0	ja	0	5	0	0
100	31	GKK	6	Hülse	55	165	0	55	0	34	1	0	0	ja	0	5	0	0
101	38	Bahn	3	Hülse	42	170	0	73	0	50	0	0	0	0	5	5	0	vordere
102	23	GKK	4	Hülse	60	165	0	88	0	30	1	0	0	0	5	5	0	0
103	51	AUVA	4	Hülse	48	165	0	117	0	59	0	0	0	0	0	10	0	0
104	24	AUVA	2	ZL-Idealbinde	29	0	21	8	0	44	0	stärkere	0	0	5	10	1,0	vordere
105	31	Bund	2	ZL-Idealbinde	24	0	6	18	0	46	2	leichte	0	0	5	10	0	0
106	60	AUVA	3	ZL-Idealbinde	55	0	0	55	0	61	0	leichte	0	0	0	15	0	0
107	41	GKK	2	ZL-Idealbinde	40	0	0	49	0	57	1	0	0	0	0	20	0	vordere
108	42	GKK	6	Hülse	57	170	4	122	0	58	2	leichte	0	0	0	25	0,5	0
109	42	AUVA	3	Hülse	57	170	5	56	leichte	60	3	leichte	stärkere	0	10	25	5,0	vordere
110	26	AUVA	6	Hülse	73	175	4	103	0	41	1	0	0	ja	5	30	1,5	0
111	34	AUVA	3	Hülse	56	165	2	120	0	53	0	0	0	0	20	30	3,5	vordere
112	30	AUVA	10	Hülse	82	165	0	165	0	42	0	0	0	0	5	0	0	vordere
113	65	GKK	10	Hülse	61	175	0	136	stärkere	67	0	stärkere	stärkere	ja	0	25	0	vordere
114	46	GKK	11	Hülse	58	175	2	87	0	56	2	0	0	0	5	10	0	vordere
115	55	AUVA	11	Hülse	69	175	3	164	0	66	2	0	0	ja	0	20	0	vordere
116	44	AUVA	19	Hülse	108	175	4	195	0	54	2	0	0	0	0	0	0	vordere

Übersicht über die 36 frischen inneren Seitenbandzerreißungen mit Nebenverletzungen, konservativ behandelt, die bei der Nachuntersuchung subjektive Beschwerden äußerten

Fortlaufende Nummer	Alter des Verletzten zur Zeit der Verletzung	Kostenträger	Primäre Differenz der Aufklappbarkeit zwischen verletzter und nicht verletzter Seite in mm	Art der Behandlung	Dauer der ununterbrochenen Ruhigstellung in Tagen	Stellung des Kniegelenkes im Gipsverband in Winkelgraden	Dauer des stationären Aufenthaltes in Tagen	Dauer der ambulanten Behandlung in Tagen	Bestehende Arthrose oder Bandverknöcherung zur Zeit der Verletzung	Alter des Verletzten bei der Nachuntersuchung	Differenz der Aufklappbarkeit zwischen verletzter und nicht verletzter Seite bei der Nachuntersuchung in mm	Arthrose bei der Nachuntersuchung	Arthrose der Vergleichsseite bei der Nachuntersuchung	Bandverknöcherungen bei der Nachuntersuchung	Streckhemmung in Winkelgraden bei der Nachuntersuch. gegenüber der Vergleichsseite	Beugehemmung in Winkelgraden bei der Nachuntersuch. gegenüber der Vergleichsseite	Muskelschwund am OS in cm bei der Nachuntersuchung gegenüber der Vergleichsseite	Schublade
1	44	AUVA	1	Hülse	80	165	2	133	0	52	0	0	0	0	5	10	0	0
2	40	GKK	2	ZL-Idealbinde	25	0	15	25	0	54	1	stärkere	0	0	0	15	0	0
3	20	GKK	3	Hülse	55	160	3	75	0	26	0	0	0	0	5	5	0	0
4	31	AUVA	5	Hülse	55	165	0	155	0	34	0	0	0	0	0	0	0	vordere
5	43	AUVA	5	Hülse	68	170	7	61	0	51	0	0	0	0	5	10	0	0
6	52	AUVA	5	Hülse	55	165	0	60	0	53	1	0	stärkere	0	0	20	0	0
7	55	GKK	5	Hülse	56	175	4	147	0	59	0	leichte	leichte	0	5	20	0	vordere
8	18	AUVA	5	Hülse	57	170	10	212	0	32	4	stärkere	0	0	0	20	0	0
9	49	Gemeinde	6	Hülse	55	155	2	66	0	51	0	0	0	0	0	0	0	0
10	19	Privat	7	Hülse	107	165	99	21	0	25	3	0	0	0	0	0	1,0	vordere
11	49	GKK	8	Hülse	63	165	6	69	0	51	3	0	0	ja	0	0	4,0	0
12	40	AUVA	10	Hülse	71	165	4	138	0	52	1	leichte	0	0	0	0	0	0
13	48	AUVA	10	Hülse	68	170	5	138	0	54	0	0	0	0	0	0	4,0	vordere
14	48	GKK	10	Hülse	90	160	0	127	0	57	1	leichte	0	0	0	5	0	vordere
15	25	AUVA	33	Hülse	125	175	50	143	0	29	6	0	0	0	0	0	0	vordere
16	43	LAUFO	37	Hülse	110	175	11	99	leichte	48	2	stärkere	leichte	0	0	15	0	vordere
17	35	GKK	2	ZL-Idealbinde	26	0	0	26	0	51	0	stärkere	0	0	5	0	0	0
18	39	AUVA	3	ZL-Idealbinde	32	0	0	32	0	54	2	leichte	leichte	0	0	0	0	0

19	32	GKK	4	Hülse	68	165	0	68	0	37	1	0	0	0	0	0	0	vordere
20	56	AUVA	4	Hülse	41	165	0	125	0	60	1	0	0	0	0	0	0	0
21	57	AUVA	7	Hülse	61	175	0	128	leichte	69	0	leichte	leichte	0	0	0	0	vordere
22	49	AUVA	13	Hülse	81	170	5	314	0	54	0	0	0	0	0	15	0	0
23	38	Gemeinde	15	Hülse	95	170	7	125	0	43	3	leichte	stärkere	ja	0	0	0	0
24	48	AUVA	17	Hülse	92	170	4	123	0	60	0	stärkere	0	0	20	20	5,0	0
25	43	AUVA	30	Hülse	112	170	0	295	0	46	4	0	0	0	25	30	1,0	0
26	54	AUVA	6	Hülse	35	165	0	154	leichte	55	0	stärkere	0	0	0	25	0	vordere
27	32	AUVA	8	Hülse	123	165	11	166	0	44	0	0	0	0	0	0	0	vordere
28	37	AUVA	11	Hülse	84	175	3	99	0	52	0	stärkere	stärkere	0	0	5	3,0	nicht geprüft
29	61	AUVA	20	Hülse	130	170	7	180	0	75	0	stärkere	leichte	0	5	45	1,0	0
30	36	Privat	3	Hülse	54	170	0	117	0	50	3	leichte	0	0	0	20	0	0
31	43	GKK	4	Hülse	43	175	0	180	0	56	1	leichte	0	0	0	15	0	0
32	43	AUVA	4	OS-Gips	69	175	6	116	0	51	0	0	0	0	0	25	1,0	vordere
33	56	AUVA	5	Hülse	58	170	5	110	0	70	0	0	0	0	0	15	1,0	0
34	36	GKK	6	Hülse	57	170	7	80	0	46	0	0	0	ja	0	10	4,0	0
35	47	AUVA	7	Hülse	88	175	14	114	0	67	0	0	0	0	0	0	0	vordere
36	60	GKK	9	OS-Gips	72	165	0	164	stärkere	63	1	stärkere	leichte	ja	0	5	0	0

Es haben daher wegen der Zerreißung des inneren Knieseitenbandes 52 Verletzte den Sport eingestellt (11,4%).

Muskelschwund. Von den Gegnern der konservativen Behandlung wird auch immer wieder auf den Muskelschwund am Oberschenkel hingewiesen, der nach ihrer Ansicht bei der Ruhigstellung des Kniegelenkes mit einer Gipshülse durch Wochen hindurch auftritt. Daß diese Behauptung nicht den Tatsachen entspricht, ersieht man daraus, daß z. B. von den 23 Verletzten, die eine primäre Aufklappbarkeit des inneren Kniegelenkspaltes von mehr als 14 mm hatten, und daher auch entsprechend lange fixiert wurden, 17 bei der Nachuntersuchung keinen Muskelschwund am Oberschenkel hatten. Bei 3 Verletzten war ein Muskelschwund von je 1 cm und bei weiteren 3 von je 0,5 cm nachweisbar.

Bei den 36 Fällen mit Nebenverletzungen, die bei der Nachuntersuchung Beschwerden äußerten, hatten 26 keinen, 10 Verletzte hatten einen Muskelschwund am Oberschenkel. Von den 116 Fällen ohne Nebenverletzungen, die bei der Nachuntersuchung Beschwerden äußerten, hatten 89 keinen, 27 Verletzte hatten einen Muskelschwund am Oberschenkel.

Bei der Nachuntersuchung wurden von jedem Verletzten wieder gehaltene Röntgenaufnahmen beider Kniegelenke gemacht. Die Differenz der Aufklappbarkeit zwischen verletztem und nicht verletztem Kniegelenk war folgende:

Tabelle 23

221 (48,7%) hatten keine Aufklappbarkeit.
Eine Aufklappbarkeit von

1 mm hatten	123 Verletzte	4 mm hatten	10 Verletzte
2 mm hatten	72 Verletzte	5 mm hatten	5 Verletzte
3 mm hatten	21 Verletzte	6 mm hatte	1 Verletzter

Die 5 Fälle, die bei der Nachuntersuchung noch eine Differenz der Aufklappbarkeit von 5 mm hatten, hatten eine solche bei der Verletzung von 5 mm, 6 mm, 16 mm, 24 mm und 29 mm. Der eine Fall mit einer Differenz von 6 mm bei der Nachuntersuchung hatte eine solche bei der Verletzung von 33 mm.

Es ist also durch die konservative Behandlung bei den meisten Verletzten gelungen, die Zerreißung des Knieseitenbandes vollständig zu heilen. Bei dem Verletzten mit der größten Differenzder Aufklappbarkeit von 37 mm z. B., betrug diese bei der Nachuntersuchung nur mehr 2 mm. (Übersicht S. 61 u. 62.)

Verknöcherungen. Bei der Auswertung der *Verknöcherungen im inneren Knieseitenbandbereich* wurde die Einteilung nach VOLKMANN beibehalten. Zur Auswertung ist noch zu sagen, daß auch nur die Andeutung eines röntgenologisch nachweisbaren Schattens als Bandverknöcherung angesprochen wurde. Um sich von der Stärke der Verknöcherungen ein Bild machen zu können, ist auf Abb. 27a ein Stieda I-Schatten leichten Grades abgebildet, während die Abb. 27b—d bereits Verknöcherungen wiedergeben, die bei den nachuntersuchten Fällen des Unfallkrankenhauses Wien als schweren Grades bezeichnet wurden. Auf Grund dieser kritischen Auswertung ist die relativ hohe Zahl der Bandverknöcherungen zu erklären.

357 Fälle haben keinerlei Verknöcherung, 96 Fälle haben eine, die sich wie folgt
aufteilt:

Stieda I-Schatten	41 Fälle (Abb. 27a u. 27b)
Stieda II-Schatten	28 Fälle (Abb. 27c)
Verknöcherungen an der Innenseite des inneren Oberschenkelknorrens	27 Fälle (Abb. 27d)
	96 Fälle

Von diesen 96 Fällen hatten 3 bereits zur Zeit der Verletzung einen Stieda-Schatten am verletzten Knie, außerdem bestand bei 20 Fällen noch eine Nebenverletzung am gleichen Knie, so daß von den reinen Seitenbandzerreißungen (363 Fälle) 73 Verletzte einen Stieda-Schatten bzw. eine Bandverknöcherung aufweisen (20%).

Tabelle 24. *Altersverteilung zur Zeit der Verletzung der Fälle mit Bandverknöcherungen*

Alter in Jahren	Bandverknöcherungen mit Nebenverletzung 96 Fälle	Bandverknöcherungen ohne Nebenverletzung 76 Fälle	Gesamtfälle 453 Fälle
10—19	1 (1,0%)	0	16 (3,5%)
20—29	16 (16,7%)	13 (17,3%)	80 (17,6%)
30—39	26 (27,1%)	22 (28,3%)	116 (25,6%)
40—49	31 (32,3%)	25 (33,0%)	132 (29,4%)
50—59	18 (18,8%)	13 (17,4%)	86 (18,9%)
60—69	4 (4,1%)	3 (4,0%)	21 (4,6%)
70—79	0	0	2 (0,4%)

Übersicht über die 23 Zerreißungen des inneren Seitenbandes ohne Nebenverletzung, konservativ behandelt, mit einer Differenz der primären Aufklappbarkeit des inneren Kniegelenkspaltes von mehr als 14 mm

Fortlaufende Nummer	Alter des Verletzten bei der Verletzung	Kostenträger	Primäre Differenz der Aufklappbarkeit zwischen verletzter und nicht verletzter Seite in mm	Art der Behandlung	Dauer der ununterbrochenen Ruhigstellung in Tagen	Stellung des Kniegelenkes im Gipsverband in Winkelgraden	Dauer des stationären Aufenthaltes in Tagen	Dauer der ambulanten Behandlung in Tagen	Bestehende Arthrose oder Bandverknöcherung zur Zeit der Verletzung	Alter des Verletzten bei der Nachuntersuchung	Differenz der Aufklappbarkeit zwischen verletzter und nicht verletzter Seite bei der Nachuntersuchung in mm	Arthrose bei der Nachuntersuchung	Arthrose der Vergleichsseite bei der Nachuntersuchung	Bandverknöcherungen bei der Nachuntersuchung	Streckhemmung in Winkelgraden bei der Nachuntersuch. gegenüber der Vergleichsseite	Beugehemmung in Winkelgraden bei der Nachuntersuch. gegenüber der Vergleichsseite	Muskelschwund am OS in cm bei der Nachuntersuchung gegenüber der Vergleichsseite	Schublade
1	46	LAUFO	15	Hülse	111	170	4	170	0	67	0	leichte	leichte	0	0	0	0	0
2	50	Gemeinde	15	Hülse	83	165	3	120	0	61	0	0	0	ja	0	0	0	vordere
3	41	Gemeinde	15	Hülse	52	160	0	193	0	50	1	0	0	0	0	10	0	0
4	46	Privat	16	Hülse	96	165	0	161	0	53	1	0	0	0	0	0	0	0
5	48	Bund	16	Hülse (sofort)	96	155	0	128	0	54	5	leichte	leichte	0	0	0	0	vordere
6	32	Bund	16	Hülse	67	155	5	141	0	36	0	stärkere	0	ja	5	5	0	0
7	57	LAUFO	16	Hülse	91	165	0	124	0	59	1	0	0	0	5	10	0,5	vordere
8	34	Gemeinde	17	Hülse	84	180	4	117	0	37	0	0	0	0	5	10	0	vordere
9	45	AUVA	17	Hülse	100	170	5	141	0	57	2	0	0	0	0	0	0	0
10	46	AUVA	17	Hülse	85	165	2	132	0	51	1	leichte	leichte	0	0	0	0	vordere
11	61	AUVA	17	Hülse	109	165	3	194	leichte	65	2	leichte	leichte	0	0	15	1,0	vordere
12	39	Bund	18	Hülse (sofort)	54	160	3	124	0	43	4	leichte	0	0	0	0	0	vordere
13	47	AUVA	18	Hülse	78	165	4	251	0	54	1	0	0	ja	0	5	0	0
14	26	GKK	18	Hülse	70	170	0	117	0	29	2	0	0	ja	10	15	1,0	0
15	44	AUVA	19	Hülse	108	175	4	195	0	54	2	0	0	0	0	0	0	vordere
16	42	AUVA	19	Hülse	110	170	9	135	0	50	2	leichte	0	ja	0	20	0,5	0
17	58	AUVA	20	Hülse	110	170	8	220	0	67	1	0	0	0	0	15	0,5	vordere
18	34	LAUFO	21	Hülse	103	165	0	141	0	40	1	0	0	0	0	0	0	0

(Fortsetzung Seite 62)

Übersicht über die 23 Zerreißungen des inneren Seitenbandes ohne Nebenverletzung, konservativ behandelt, mit einer Differenz der primären Aufklappbarkeit des inneren Kniegelenkspaltes von mehr als 14 mm (Fortsetzung)

Fortlaufende Nummer	Alter des Verletzten zur Zeit der Verletzung	Kostenträger	Primäre Differenz der Aufklappbarkeit zwischen verletzter und nicht verletzter Seite in mm	Art der Behandlung	Dauer der ununterbrochenen Ruhigstellung in Tagen	Stellung des Kniegelenkes im Gipsverband in Winkelgraden	Dauer des stationären Aufenthaltes in Tagen	Dauer der ambulanten Behandlung in Tagen	Bestehende Arthrose oder Bandverknöcherung zur Zeit der Verletzung	Alter des Verletzten bei der Nachuntersuchung	Differenz der Aufklappbarkeit zwischen verletzter und nicht verletzter Seite bei der Nachuntersuchung in mm	Arthrose bei der Nachuntersuchung	Arthrose der Vergleichsseite bei der Nachuntersuchung	Bandverknöcherungen bei der Nachuntersuchung	Streckhemmung in Winkelgraden bei der Nachuntersuch. gegenüber der Vergleichsseite	Beugehemmung in Winkelgraden bei der Nachuntersuch. gegenüber der Vergleichsseite	Muskelschwund am OS in cm bei der Nachuntersuchung gegenüber der Vergleichsseite	Schublade
19	51	AUVA	24	Hülse (2. Tag)	114	165	2	210	0	59	5	leichte	leichte	0	0	5	0	vordere
20	39	AUVA	27	Hülse	110	165	7	147	0	54	2	0	0	0	0	0	0	0
21	33	Gemeinde	29	Hülse (8. Tag)	60	180	17	135	0	58	5	leichte	0	0	0	15	0	0
22	45	GKK	31	Hülse	107	165	5	207	leichte	57	2	leichte	leichte	0	0	0	1,0	0
23	32	LAUFO	36	Hülse (sofort)	111	170	10	101	0	36	4	leichte	0	0	0	5	0	vordere

Übersicht über die 10 frischen inneren Seitenbandzerreißungen mit Nebenverletzung, konservativ behandelt mit einer Differenz der primären Aufklappbarkeit von mehr als 14 mm

Fortlaufende Nummer	Alter des Verletzten zur Zeit der Verletzung	Kostenträger	Primäre Differenz der Aufklappbarkeit zwischen verletzter und nicht verletzter Seite in mm	Art der Behandlung	Dauer der ununterbrochenen Ruhigstellung in Tagen	Stellung des Kniegelenkes im Gipsverband in Winkelgraden	Dauer des stationären Aufenthaltes in Tagen	Dauer der ambulanten Behandlung in Tagen	Bestehende Arthrose oder Bandverknöcherung zur Zeit der Verletzung	Alter des Verletzten bei der Nachuntersuchung	Differenz der Aufklappbarkeit zwischen verletzter und nicht verletzter Seite bei der Nachuntersuchung in mm	Arthrose bei der Nachuntersuchung	Arthrose der Vergleichsseite bei der Nachuntersuchung	Bandverknöcherungen bei der Nachuntersuchung	Streckhemmung in Winkelgraden bei der Nachuntersuch. gegenüber der Vergleichsseite	Beugehemmung in Winkelgraden bei der Nachuntersuch. gegenüber der Vergleichsseite	Muskelschwund am OS in cm bei der Nachuntersuchung gegenüber der Vergleichsseite	Schublade
1	38	Gemeinde	15	Hülse	95	170	7	125	0	43	3	stärkere	stärkere	ja	0	0	0	0
2	25	GKK	16	Hülse	109	160	7	181	0	28	0	leichte	0	0	0	0	0	vordere
3	48	AUVA	17	Hülse	92	170	4	123	0	60	0	stärkere	0	0	20	20	5,0	0
4	60	AUVA	18	Hülse	70	170	2	122	0	66	0	0	0	0	5	0	4,0	vordere
5	56	LAUFO	20	Hülse	106	170	51	115	0	64	2	leichte	leichte	ja	0	0	0	0
6	61	AUVA	20	Hülse	130	170	7	180	0	75	0	stärkere	leichte	0	5	45	1,0	0
7	43	AUVA	30	Hülse (4. Tag)	112	170	0	295	0	46	4	0	0	0	25	30	1,0	0
8	25	AUVA	33	Hülse (sofort)	125	175	50	143	0	29	6	0	0	0	0	0	0	vordere
9	24	AUVA	34	Hülse	111	160	8	171	0	25	3	0	0	0	0	10	0	vordere
10	43	LAUFO	37	Hülse	101	175	11	99	leichte	48	2	stärkere	stärkere	0	0	15	0	vordere

Tabelle 25. *Art der Ruhigstellung und primäre Differenz der röntgenologischen Aufklappbarkeit zwischen verletztem und nicht verletztem Kniegelenk*

Art der Ruhig-stellung	Aufklapp-barkeit in mm	Gesamt-fälle	Band-verknöche-rungen mit Neben-verletzung	Band-verknöche-rungen ohne Neben-verletzung	Gesamt-fälle ohne Band-verknöche-rung	Gesamt-fälle ohne Neben-verletzung und ohne Band-verknöche-rung
		453	96	76	357	287
Bettruhe	1	0	0	0	0	0
	2	0	0	0	0	0
	3	2	0	0	2	1
	4	0	0	0	0	0
	5	1	0	0	1	1
		3	0	0	3	2
Idealbinde	1	0	0	0	0	0
	2	2	0	0	2	2
	3	3	0	0	3	3
	4	1	1	1	0	0
	5	1	0	0	1	1
		7	1	1	6	6
Gipshülse	1	3	1	0	2	0
	2	6	1	1	5	5
	3	34	4	3	30	24
	4	44	12	9	32	27
	5	55	12	10	43	32
	6	39	9	6	30	27
	7	27	2	2	25	19
	8	36	6	4	30	24
	9	29	8	7	21	19
	10	31	6	5	25	19
	11	15	6	4	9	7
	12	6	2	2	4	4
	13	9	2	2	7	5
	14	7	3	3	4	3
	15	4	2	1	2	2
	16	5	1	1	4	3
	17	5	0	0	5	4
	18	4	3	3	1	0
	19	2	1	1	1	1
	20	3	1	0	2	1
	21	1	0	0	1	1
	24	1	0	0	1	1
	27	1	0	0	1	1
	29	1	0	0	1	1
	30	1	0	0	1	0
	31	1	0	0	1	1
	33	1	0	0	1	0
	34	1	0	0	1	0
	36	1	0	0	1	1
	37	1	0	0	1	0
		374	82	64	292	232

Tabelle 25. *(Fortsetzung)*

Art der Ruhig-stellung	Aufklapp-barkeit in mm	Gesamt-fälle	Band-verknöche-rungen mit Neben-verletzung	Band-verknöche-rungen ohne Neben-verletzung	Gesamt-fälle ohne Band-verknöche-rung	Gesamt-fälle ohne Neben-verletzung und ohne Band-verknöche-rung
		453	96	76	357	287
Zinkleim-Ideal-bindenverband	1	2	1	1	1	1
	2	30	5	5	25	23
	3	16	3	3	13	11
	4	5	1	1	4	4
	5	7	0	0	7	7
	6	1	1	1	0	0
	7	1	0	0	1	1
		62	11	11	51	47
Oberschenkel-gips	1	1	0	0	1	0
	3	1	1	0	0	0
	4	1	0	0	1	0
	5	1	0	0	1	0
	6	2	0	0	2	0
	9	1	1	0	0	0
		7	2	0	5	0

Tabelle 26. *Übersicht über die durchschnittliche Dauer der Ruhigstellung bezogen auf 1 mm der primären röntgenologischen Aufklappbarkeit zwischen verletztem und nicht verletztem Kniegelenk*

Gesamtfälle (453) . . . . 7,8 Tage
Bandverknöcherungen mit Nebenverletzung (96 Fälle) . . . . 7,4 Tage
Gesamtfälle ohne Bandverknöcherung (357) . . . . 8,0 Tage
Bandverknöcherungen ohne Nebenverletzung (76 Fälle) . . . . 7,5 Tage
Gesamtfälle ohne Nebenverletzung und ohne Bandverknöcherung (287) 8,0 Tage

Von den 76 Bandverknöcherungen ohne Nebenverletzung hatten bei der Nachuntersuchung noch 46 Fälle eine Aufklappbarkeit (60,5%), die sich wie folgt verteilt: 1 mm 21 Fälle, 2 mm 18 Fälle, 3 mm 4 Fälle, 4 mm 3 Fälle.

Von den 96 Bandverknöcherungen mit Nebenverletzung war noch bei 59 Fällen eine Aufklappbarkeit nachweisbar (61,4%). Zum Vergleich hatten von den Gesamtfällen (453) bei der Nachuntersuchung noch 232 eine Aufklappbarkeit (51,3%).

Die Fixation wurde bei den Fällen mit Bandverknöcherung bei 25 sofort angelegt (26,1%). Bei den restlichen in einem Zeitraum bis zu 9 Tagen nach der Verletzung. Bei den Gesamtfällen erfolgte bei 97 das Anlegen der Fixation sofort (21,2%).

Für das *Entstehen* der *Bandverknöcherung* konnte *keine* besondere *Ursache* gefunden werden. Sie trat bei Jungen und Alten, bei sofort und später Ruhiggestellten auf. Sie war auch nicht von der Dauer der Ruhigstellung oder von der Aufklappbarkeit abhängig. Interessanterweise trat sie bei den 11 Fällen, die eine Aufklappbarkeit von mehr als 20 mm bis 37 mm hatten, nicht auf.

Bei den 453 nachuntersuchten frischen Fällen war bei 168 (37,8%) eine *vordere Schublade* meist leichten Grades nachweisbar, 284 (62,2%) Verletzte hatten keine, während bei einem Verletzten die Kreuzbänder nicht geprüft werden konnten, da er die Untersuchung verweigerte. Primär wurde nur bei 32 Fällen eine Verletzung des vorderen Kreuzbandes nachgewiesen, bei der Nachuntersuchung jedoch bei 168. Diese

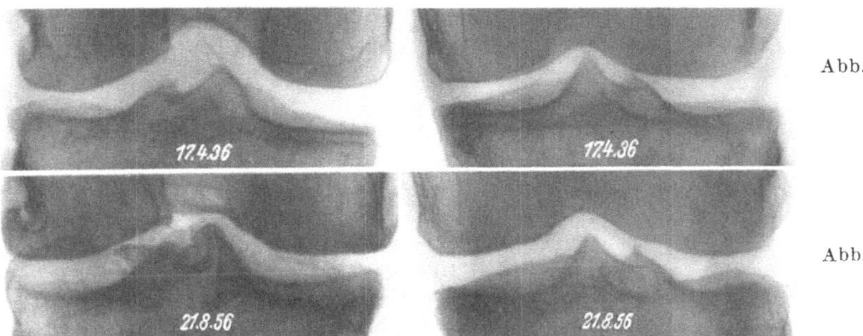

Abb. 46

Abb. 47

Abb. 46 u. 47. 24jähriger Kesselwärter, der am 17. 4. 1936 im Betrieb über 3 Stufen stürzte und sich dabei das rechte Knie verletzte. Er wurde sofort mit dem Krankenwagen in das Unfallkrankenhaus eingeliefert, da er nicht mehr gehen konnte. Die *ohne LA* gehaltenen Röntgenaufnahmen ergaben eine Aufklappbarkeit des rechten inneren Kniegelenkspaltes von 10 mm gegenüber 5 mm der Vergleichsseite. Lagerung auf Braunscher Schiene. Nach 2 Tagen Punktion von 40 cm³ blutig-seröser und nach 6 Tagen von 50 cm³ blutig-seröser Flüssigkeit. Anschließend an die letzte Punktion Anlegen eines Zinkleimverbandes für den Unterschenkel und einer Idealbinde für das Kniegelenk. Nach 29 Tagen Krankenstand hat der Verletzte beschwerdefrei seine Arbeit als Kesselwärter wieder aufgenommen. Nachuntersuchung am 21. 8. 1956. Kein Berufswechsel. Beim Gehen habe er stärkere Beschwerden. Er müsse immer einen Kniestrumpf tragen. Streckhemmung im Kniegelenk von 5°, Beugehemmung von 10°. Die gehaltenen Röntgenaufnahmen ergaben eine Aufklappbarkeit des inneren Kniegelenkspaltes von beiderseits 7 mm. Rechts besteht jedoch eine stärkere Arthrose, die im linken Kniebereich nicht vorhanden ist. 1937 wurden dem Verletzten, da angeblich Einklemmungserscheinungen bestanden, der innere und 1939 auch der äußere rechte Meniscus *auswärts* ausgerottet. Durch diese Totalentfernung der beiden Menisci ist auch die Arthrose zu erklären. Der Verletzte bezieht heute eine Dauerrente von 30%

Differenz ist darauf zurückzuführen, daß es oft schwer ist, bei der primären Schwellung eine Schublade nachzuweisen. 5 Verletzte hatten eine hintere Schublade.

Zeichen einer *Verletzung* des *inneren Meniscus* fanden sich bei der Nachuntersuchung bei 13 (2,8%) Fällen. Röntgenologisch war unter diesen Fällen 1mal eine leichte und 1mal eine stärkere Arthrose nachweisbar. Auf der Vergleichsseite bot 1 Verletzter Zeichen einer Meniscusverletzung. 7 Verletzte wurden in der Zwischenzeit am inneren Meniscus operiert (Abb. 46 u. 47). Bei 3 Fällen erfolgte eine Meniscusoperation an der Vergleichsseite.

Bewegungseinschränkung. 295 Verletzte (65,1%) hatten bei der Nachuntersuchung weder eine *Streck-* noch eine *Beugehemmung.* Über die Bewegungseinschränkung gibt Tabelle 27 Auskunft.

Tabelle 27. *Bewegungseinschränkung*

	In Winkelgraden	Anzahl	Davon mit Nebenverletzung
Streckhemmung	1— 5	49	6
(67 Fälle)	6—10	11	5
	11—15	2	0
	16—20	3	1
	21—25	1	1
	35—40	1	1
Beugehemmung	1— 5	59	11
(158 Fälle)	6—10	43	5
	11—15	19	2
	16—20	16	3
	21—25	9	2
	26—30	6	1
	36—40	3	1
	41—45	3	1

Von den 67 Fällen mit einer Streckhemmung hatten 14 eine Nebenverletzung, von den 158 mit einer Beugehemmung 26. 1 Fall, der bei

Tabelle 28

Alter (Jahre)	Alter zur Zeit der Verletzung	Alter zur Zeit der Nachuntersuchung
10—19	3	0
20—29	21	9
30—39	44	23
40—49	45	33
50—59	34	52
60—69	9	34
70—79	2	6
80—89	0	1
Summe:	158	158

Tabelle 29

Differenz der primären röntgenologischen Aufklappbarkeit in mm	Zahl der Fälle	Differenz der primären röntgenologischen Aufklappbarkeit in mm	Zahl der Fälle
1	1	14	3
2	13	15	1
3	18	16	1
4	17	17	2
5	18	18	3
6	19	19	1
7	9	20	1
8	12	24	1
9	8	29	1
10	10	30	1
11	7	34	1
12	4	36	1
13	4	37	1

der Nachuntersuchung eine Streckhemmung von 30⁰ und eine Beugehemmung von 40⁰ hatte, ist in dieser Aufstellung nicht enthalten, da er in der Kindheit an spinaler Kinderlähmung erkrankt war.

Das Alter der 158 Fälle, die bei der Nachuntersuchung eine Bewegungseinschränkung hatten, war am Verletzungstag und bei der Nachuntersuchung wie in Tabelle 28 angegeben.

Die Differenz der primären röntgenologischen Aufklappbarkeit zwischen verletztem und nicht verletztem Kniegelenk bei den Fällen mit Bewegungseinschränkung zeigt die Tabelle 29.

Bei der Nachuntersuchung hatten 75 Verletzte mit Bewegungseinschränkung keinerlei Aufklappbarkeit mehr (Tabelle 30).

Tabelle 30

Aufklappbarkeit in mm	Zahl der Verletzten
1	45
2	21
3	10
4	5
5	2
Insgesamt:	83

Arthrose. Die Arthrose wurde in 3 Gruppen eingeteilt: *1. Leichte Arthrose* mit Entrundung oder geringer Ausziehung des inneren oder äußeren Schienbeinrandes (Abb. 51, 52 u. 57 oben). *2. Stärkere oder mittelstarke Arthrose* mit stärkerer Ausziehung des Schienbeinrandes

Übersicht über die 4 frischen inneren Seitenbandzerreißungen ohne Nebenverletzungen, konservativ behandelt, die bei der Nachuntersuchung eine Streckhemmung von mehr als 10⁰ hatten

Fortlaufende Nummer	Alter des Verletzten zur Zeit der Verletzung	Kostenträger	Primäre Differenz der Aufklappbarkeit zwischen verletzter und nicht verletzter Seite in mm	Art der Behandlung	Dauer der ununterbrochenen Ruhigstellung in Tagen	Stellung des Kniegelenkes im Gipsverband in Winkelgraden	Dauer des stationären Aufenthaltes in Tagen	Dauer der ambulanten Behandlung in Tagen	Bestehende Arthrose oder Bandverknöcherung zur Zeit der Verletzung	Alter des Verletzten bei der Nachuntersuchung	Differenz der Aufklappbarkeit zwischen verletzter und nicht verletzter Seite bei der Nachuntersuchung in mm	Arthrose bei der Nachuntersuchung	Arthrose der Vergleichsseite bei der Nachuntersuchung	Bandverknöcherungen bei der Nachuntersuchung	Streckhemmung in Winkelgraden bei der Nachuntersuch. gegenüber der Vergleichsseite	Beugehemmung in Winkelgraden bei der Nachuntersuch. gegenüber der Vergleichsseite	Muskelschwund am OS in cm bei der Nachuntersuchung gegenüber der Vergleichsseite	Schublade
1	34	AUVA	5	ZL-Idealbinde	31	0	0	52	0	45	5	0	0	0	15	20	1,0	0
2	33	GKK	12	Hülse	72	165	7	202	0	34	3	0	0	0	15	45	4,0	vordere
3	30	AUVA	13	Hülse	76	165	5	133	0	31	2	0	0	ja	20	25	2,5	vordere
4	34	AUVA	3	Hülse	56	165	2	120	0	53	0	0	0	0	20	30	3,5	vordere

Übersicht über die 16 frischen inneren Seitenbandzerreißungen ohne Nebenverletzungen, konservativ behandelt, die bei der Nachuntersuchung eine Beugehemmung von mehr als 20° hatten

Fortlaufende Nummer	Alter des Verletzten zur Zeit der Verletzung	Kostenträger	Primäre Differenz der Aufklappbarkeit zwischen verletzter und nicht verletzter Seite in mm	Art der Behandlung	Dauer der ununterbrochenen Ruhigstellung in Tagen	Stellung des Kniegelenkes im Gipsverband in Winkelgraden	Dauer des stationären Aufenthaltes in Tagen	Dauer der ambulanten Behandlung in Tagen	Bestehende Arthrose oder Bandverknöcherung zur Zeit der Verletzung	Alter des Verletzten bei der Nachuntersuchung	Differenz der Aufklappbarkeit zwischen verletzter und nicht verletzter Seite bei der Nachuntersuchung in mm	Arthrose bei der Nachuntersuchung	Arthrose der Vergleichsseite bei der Nachuntersuchung	Bandverknöcherungen bei der Nachuntersuchung	Streckhemmung in Winkelgraden bei der Nachuntersuch. gegenüber der Vergleichsseite	Beugehemmung in Winkelgraden bei der Nachuntersuchung. gegenüber der Vergleichsseite	Muskelschwund am OS in cm bei der Nachuntersuchung gegenüber der Vergleichsseite	Schublade
1	52	AUVA	10	Hülse	81	170	6	112	0	71	0	0	0	0	0	25	1,0	vordere
2	42	GKK	6	Hülse	57	170	4	122	0	58	2	leichte	0	0	0	25	0,5	0
3	65	GKK	10	Hülse	61	175	0	136	stärkere	67	0	stärkere	stärkere	ja	0	25	1,0	vordere
4	59	AUVA	3	Hülse	42	170	0	143	0	67	0	0	0	0	10	25	2,5	vordere
5	45	AUVA	10	Hülse	114	170	6	178	0	64	0	0	0	ja	10	25	0,5	0
6	42	AUVA	3	Hülse	57	170	5	56	leichte	60	3	leichte	stärkere	0	10	25	5,0	vordere
7	30	AUVA	13	Hülse	76	165	5	133	0	31	2	0	0	ja	20	25	1,5	vordere
8	30	AUVA	5	ZL-Idealbinde	40	0	2	53	0	44	2	0	0	0	0	30	0	0
9	48	AUVA	7	Hülse	60	165	0	152	0	56	1	leichte	0	0	0	30	0	0
10	50	Gemeinde	4	ZL-Idealbinde	42	0	8	34	0	60	0	0	0	0	5	30	0	0
11	26	AUVA	6	Hülse	73	175	4	103	0	41	1	0	0	ja	5	30	1,5	0
12	34	AUVA	3	Hülse	56	165	2	120	0	53	0	0	0	0	20	30	1,0	vordere
13	57	GKK	4	Hülse	39	165	0	70	leichte	60	2	leichte	0	0	0	40	0,5	0
14	57	AUVA	4	Hülse	43	160	0	95	0	70	2	leichte	leichte	0	0	40	4,0	0
15	31	AUVA	2	ZL-Idealbinde	14	0	0	14	0	47	1	0	0	0	5	45	4,0	vordere
16	33	GKK	12	Hülse	72	165	7	202	0	34	3	0	0	0	15	45	1,0	vordere

Übersicht über die 3 frischen inneren Seitenbandzerreißungen mit Nebenverletzungen, konservativ behandelt, die bei der Nachuntersuchung eine Streckhemmung von mehr als 10° hatten

Fortlaufende Nummer	Alter des Verletzten zur Zeit der Verletzung	Kostenträger	Primäre Differenz der Aufklappbarkeit zwischen verletzter und nicht verletzter Seite in mm	Art der Behandlung	Dauer der ununterbrochenen Ruhigstellung in Tagen	Stellung des Kniegelenkes im Gipsverband in Winkelgraden	Dauer des stationären Aufenthaltes in Tagen	Dauer der ambulanten Behandlung in Tagen	Bestehende Arthrose oder Bandverknöcherung zur Zeit der Verletzung	Alter des Verletzten bei der Nachuntersuchung	Differenz der Aufklappbarkeit zwischen verletzter und nicht verletzter Seite bei der Nachuntersuchung in mm	Arthrose bei der Nachuntersuchung	Arthrose der Vergleichsseite bei der Nachuntersuchung	Bandverknöcherungen bei der Nachuntersuchung	Streckhemmung in Winkelgraden bei der Nachuntersuch., gegenüber der Vergleichsseite	Beugehemmung in Winkelgraden bei der Nachuntersuch. gegenüber der Vergleichsseite	Muskelschwund am OS in cm bei der Nachuntersuchung gegenüber der Vergleichsseite	Schublade
1	48	AUVA	17	Hülse	92	170	4	123	0	60	0	stärkere	0	0	20	20	5,0	0
2	43	AUVA	30	Hülse	112	170	0	295	0	46	4	0	0	0	25	30	1,0	0
3	31	Privat	6	Hülse	55	155	0	103	stärkere	46	3	stärkere	0	0	40	40	6,0	0

Übersicht über die 5 frischen inneren Seitenbandzerreißungen mit Nebenverletzungen, konservativ behandelt, die bei der Nachuntersuchung eine Beugehemmung von mehr als 20° hatten

Fortlaufende Nummer	Alter des Verletzten zur Zeit der Verletzung	Kostenträger	Primäre Differenz der Aufklappbarkeit zwischen verletzter und nicht verletzter Seite in mm	Art der Behandlung	Dauer der ununterbrochenen Ruhigstellung in Tagen	Stellung des Kniegelenkes im Gipsverband in Winkelgraden	Dauer des stationären Aufenthaltes in Tagen	Dauer der ambulanten Behandlung in Tagen	Bestehende Arthrose oder Bandverknöcherung zur Zeit der Verletzung	Alter des Verletzten bei der Nachuntersuchung	Differenz der Aufklappbarkeit zwischen verletzter und nicht verletzter Seite bei der Nachuntersuchung in mm	Arthrose bei der Nachuntersuchung	Arthrose der Vergleichsseite bei der Nachuntersuchung	Bandverknöcherungen bei der Nachuntersuchung	Streckhemmung in Winkelgraden bei der Nachuntersuch., gegenüber der Vergleichsseite	Beugehemmung in Winkelgraden bei der Nachuntersuch. gegenüber der Vergleichsseite	Muskelschwund am OS in cm bei der Nachuntersuchung gegenüber der Vergleichsseite	Schublade
1	54	AUVA	6	Hülse	35	165	0	154	leichte	55	0	stärkere	0	0	0	25	0	vordere
2	43	AUVA	4	OS-Gips	69	175	6	116	0	51	0	0	0	0	0	25	1,0	vordere
3	43	AUVA	30	Hülse	112	170	0	295	0	46	4	0	0	0	25	30	1,0	0
4	31	Privat	6	Hülse	55	155	0	103	stärkere	46	3	stärkere	0	0	40	40	6,0	0
5	61	AUVA	20	Hülse	130	170	7	180	0	75	0	stärkere	leichte	0	5	45	1,0	0

Tabelle 31.
Alter zur Zeit der Verletzung

Alter in Jahren	Anzahl der Fälle
10—19	1
20—29	8
30—39	9
40—49	8
50—59	4
60—69	3
	33

Tabelle 33.
15 Verletzte hatten bei der Nachuntersuchung noch eine Differenz der Aufklappbarkeit zwischen verletzter und nicht verletzter Seite wie folgt:

In mm	Anzahl der Fälle
1	5
2	4
3	1
4	4
5	1
	15

Tabelle 32. *Primäre Differenz der röntgenologischen Aufklappbarkeit zwischen verletzter und nicht verletzter Seite*

In mm	Anzahl der Fälle	In mm	Anzahl der Fälle
2	2	12	3
3	3	13	3
4	6	14	1
5	2	16	1
6	2	18	1
7	2	19	1
8	2	29	1
9	1	36	1
11	1	Insgesamt:	33

Tabelle 34

Alter in Jahren	Gesamtzahl der nachuntersuchten Fälle	Anzahl und Altersverteilung der Fälle *mit* Arthrose	
		zur Zeit der Verletzung	zur Zeit der Nachuntersuchung
10—19	16 ⎫	1 ⎫	0 ⎫
20—29	80 ⎪ 76%	8 ⎪ 78%	2 ⎪ 45%
30—39	116 ⎬	9 ⎬	7 ⎬
40—49	137 ⎭	8 ⎭	6 ⎭
50—59	86 ⎫	4 ⎫	11 ⎫
60—69	21 ⎬ 24%	3 ⎬ 22%	5 ⎬ 55%
70—79	0 ⎭	0 ⎭	2 ⎭
Summe	453	33	33

Tabelle 35. *Übersicht über die durchschnittliche Dauer der Ruhigstellung, bezogen auf 1 mm der primären röntgenologischen Aufklappbarkeit zwischen verletztem und nicht verletztem Kniegelenk*

Gesamtfälle mit und ohne Nebenverletzungen (453) . . . . 7,8 Tage
Gesamtfälle ohne Nebenverletzungen (363) . . . . 7,9 Tage
Fälle mit Arthrose bei der Nachuntersuchung (33) . . . . 6,4 Tage

und beginnender Randwulstbildung (Abb. 53—55). *3. Sehr starke Arthrose* mit großen Randwülsten sowie Verschmälerung und Unregelmäßigkeit des Gelenkspaltes (Abb. 56 u. 57).

Von den 363 Seitenbandzerreißungen *ohne* Nebenverletzungen hatten 97 (26,7%) Verletzte eine *Arthrose* und zwar 84 (23,1%) eine leichte (Abb. 51 u. 52), 11 (3%) eine stärkere (Abb. 53—55) und 2 eine sehr starke (Abb. 56 u. 57).

Wenn man von diesen Fällen diejenigen abzieht, bei denen schon bei der Verletzung eine Arthrose bestand (Abb. 56 u. 57), die Fälle, die bei der Nachuntersuchung auch auf der Vergleichsseite eine Arthrose im gleichen Ausmaß wie im verletzten Kniegelenk hatten, dann diejenigen, bei denen der Meniscus auswärts total entfernt wurde und den einen Fall, der bei der Nachuntersuchung Zeichen für eine Meniscusverletzung bot (Abb. 52), so verbleiben 33 Fälle, das sind 9,1% Arthrosen. Von diesen 33 Fällen hatten 30 (8,1%) eine leichte (Abb. 51 u. 52) und 3 (1,1%) eine stärkere (Abb. 53—55) Arthrose. Eine sehr starke Arthrose (Abb. 56 u. 57) kam nur bei 2 Fällen

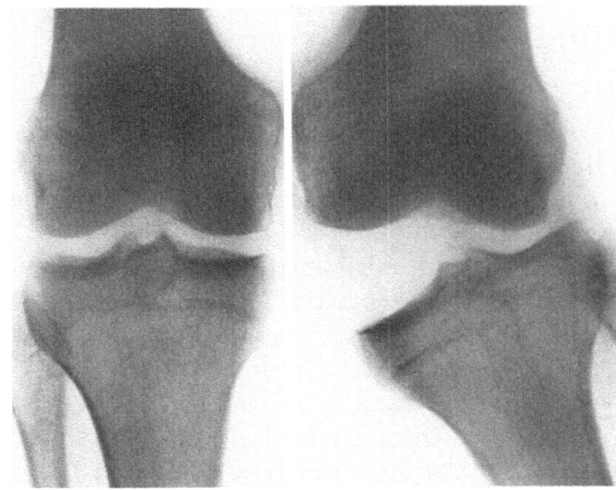

Abb. 48. 24jähriger Elektrokarrenfahrer, der am 3. 12. 1955 als Mopedfahrer mit einem Motorrad zusammenstieß. Sofortige Einlieferung mit dem Krankenwagen in das Unfallkrankenhaus. Die in Lokalanaesthesie in Abduktion gehaltenen Röntgenaufnahmen ergaben eine Aufklappbarkeit des linken inneren Kniegelenkspaltes von 43 mm gegenüber 9 mm der Vergleichsseite. Es wurde sofort eine gespaltene Gipshülse angelegt, die am 12. 12. 1955 durch eine geschlossene ersetzt wurde. Dauer der Ruhigstellung 111 Tage

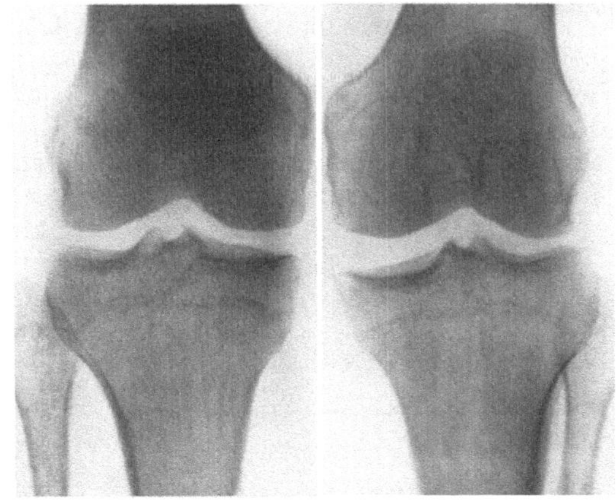

Abb. 49. Nachuntersuchung am 9. 11. 1956. Kein Berufswechsel. Der Verletzte ist subjektiv beschwerdefrei. Die Streckung im Kniegelenk ist aktiv frei, Beugehemmung von 10°. Außerdem besteht eine deutliche vordere Schublade. Kein Muskelschwund. Die gehaltenen Röntgenaufnahmen ergaben eine Aufklappbarkeit des linken inneren Kniegelenkspaltes von 12 mm gegen 9 mm der Vergleichsseite. Keine Arthrose oder Stieda-Schattenbildung

vor, die schon vor der Verletzung eine Arthrose hatten. Man kann also von den 33 Fällen sagen, daß die bei der Nachuntersuchung gefundene Arthrose wahrscheinlich auf die Knieseitenbandzerreißung zurückzuführen ist.

Die weitere Aufschlüsselung dieser Fälle zeigen die Tabellen 31—35.

Alte innere Knieseitenbandzerreißungen (34 Fälle). Von den 34 nicht frischen, auswärts konservativ behandelten Fällen konnten 9 nachuntersucht werden.

Das Alter der Verletzten beim Behandlungsbeginn im Unfallkrankenhaus war 17—51 Jahre. Die röntgenologisch nachgewiesene Differenz zwischen verletztem und nicht verletztem Kniegelenk betrug 2—10 mm. Bei 2 Verletzten war die Seitenbandzerreißung übersehen worden, die anderen wurden mit einer Idealbinde oder mit einer Gipshülse behandelt.

Die Nachuntersuchung erfolgte nach einem Zeitraum von 3—18 Jahren. Die röntgenologische Aufklappbarkeit war bei allen Fällen im wesentlichen unverändert geblieben. Bei einem Fall war ein Stieda I-Schatten nachzuweisen, ein anderer hatte eine Bandverknöcherung. Bei 3 Verletzten bestand eine Streckhemmung und zwar von 5,10 und 25⁰ und bei einem eine Beugehemmung von 10⁰. 4 Verletzte hatten eine vordere Schublade. Subjektive Beschwerden geben von den 9 Verletzten 2 an und zwar einer geringe und einer starke.

b) Operative Behandlung

Frische innere operierte Knieseitenbandzerreißungen (10 Fälle). Im Jahre 1939 wurden im Unfallkrankenhaus Wien 10 frische innere Knieseitenbandzerreißungen durch Naht operativ behandelt. Sämtliche Verletzte waren Männer im Alter von 22—51 Jahren. 6 von den 10 Verletzungen waren durch Betriebsunfälle entstanden. Nebenverletzungen bestanden keine. Die größte röntgenologisch nachgewiesene Aufklappbarkeit des inneren Gelenkspaltes betrug 25 mm, die kleinste 11 mm, die größte Differenz der Aufklappbarkeit zwischen verletzter und nicht verletzter Seite 15 mm, die kleinste 4 mm, im Durchschnitt 8,9 mm.

Die Dauer der Behandlungszeiten geht aus Tabelle 31 hervor.

Tabelle 36. *Behandlungszeiten der frischen operierten inneren Seitenbandzerreißungen ohne Nebenverletzungen.* In den Klammern sind zum Vergleich die Behandlungszeiten der frischen *konservativ* behandelten inneren Seitenbandzerreißungen ohne Nebenverletzungen gesetzt

Durchschnittliche		Gesamtbehandlungszeiten				Durchschnitt der Gesamt-behandlungs-zeit
		kürzeste		längste		
stationäre Tage	ambulante Tage	stat.	amb.	stat.	amb.	
27,8	95,1	18	42	48	199	122,9
(2,29)	(85,09)	(0)	(0)	(27)	(251)	(87,3)

J. Böhler hat diese 10 operierten Fälle 1952, also nach 13 Jahren, nachuntersucht. Die Ergebnisse waren nicht gut. Er fand bei 4 Fällen ausgedehnte Verknöcherungen fast des ganzen Bandes (Abb. 50), wie man sie bei der konservativen Behandlung nie zu sehen bekommt, weiterhin Schädigung des Ramus infrapatellaris des N. saphenus und Atrophie der Oberschenkelmuskulatur.

Alte innere operierte Knieseitenbandzerreißungen (8 Fälle). Von den 8 im Unfallkrankenhaus zur Beobachtung gekommenen Fällen konnte nur einer nachuntersucht werden.

Es handelte sich um einen 25jährigen Studenten, der 1948 beim Radrennen stürzte und sich das rechte Knie verletzte. Er wurde sofort in ein auswärtiges Krankenhaus eingeliefert, wo ein Riß, des inneren Seitenbandes und des vorderen Kreuzbandes festgestellt wurde. 5 Tage nach der Verletzung wurde eine Seitenband- und Kreuzbandplastik durchgeführt. Anschließend Ruhigstellung durch 3,5 Monate mit einer Gipshülse.

Da der Verletzte im Knie beim Gehen immer einknickte, suchte er 1950 das Unfallkrankenhaus auf. Die gehaltenen Röntgenaufnahmen ergaben eine Aufklappbarkeit von 22 mm gegenüber 11 mm der Vergleichsseite. Außerdem konnte der Unterschenkel gegenüber dem Oberschenkel um 18 mm

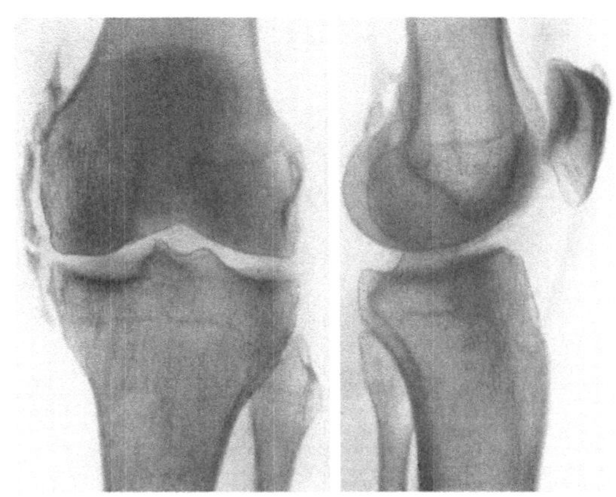

Abb. 50. 40jähriger Hilfsarbeiter, der am 16. 12. 1939 2 m tief stürzte. Sofortige Einlieferung mit dem Krankenwagen in das Unfallkrankenhaus. Die in Lokalanaesthesie gehaltenen Bilder ergaben eine Aufklappbarkeit des inneren Kniegelenkspaltes von 11mm gegenüber 7 mm der Vergleichsseite. Am 22. 12. 1939 Operation. Naht des gerissenen Seitenbandes. Heilung p. p. Nach 2 Wochen Anlegen einer Zinkleimgipshülse für 3 Wochen. Nachuntersuchung am 26. 8. 1952: Operationsnarbe reaktionslos. Beweglichkeit im linken Kniegelenk von 180—55° gegenüber 180—50°. Die gehaltenen Röntgenaufnahmen ergaben keine vermehrte Aufklappbarkeit des inneren Kniegelenkspaltes, jedoch eine 90 mm lange und bis 8 mm breite Verknöcherung neben dem Oberschenkelknorren, die auch im Seitenbild gut erkennbar ist. Subjektiv gab der Verletzte an, daß er den Witterungswechsel spüre und auch keine schweren Lasten tragen könne

nach vorne zu verschoben werden. Am 13. 12. 1950 vordere Kreuzbandplastik mit gestielter Fascia lata und Versetzung des oberen Ansatzes des inneren Seitenbandes nach kranial. Anschließend Oberschenkelgips für 48 Tage. Der stationäre Aufenthalt betrug 31 Tage, die ambulante Behandlungszeit 142 Tage.

Nachuntersuchung am 14. 7. 1956. Röntgenologisch bestand noch eine Aufklappbarkeit des inneren Kniegelenkspaltes von 16:11 mm. Die aktive Streckung im Kniegelenk war frei, die Beugung um 5° eingeschränkt. Deutliche vordere Schublade. Interessanterweise ist Verletzter subjektiv beschwerdefrei.

XVIII. Begutachtung der Knieseitenbandzerreißung

Für die Begutachtung ist die Erhebung eines genauen klinischen Befundes unbedingt notwendig, denn nur durch eine exakt durchgeführte Untersuchung kann man sich ein richtiges Bild von einem vorhandenen Funktionsausfall machen.

Besteht eine stärkere Lockerung der Knieseitenbänder, so muß diese bei der Begutachtung durch gehaltene Röntgenaufnahmen — auch der

Vergleichsseite — verifiziert werden. Die Einschätzung der Arbeitsunfähigkeit muß sich dann auch nach der röntgenologisch festgestellten Differenz der Aufklappbarkeit zwischen verletztem und nicht verletztem

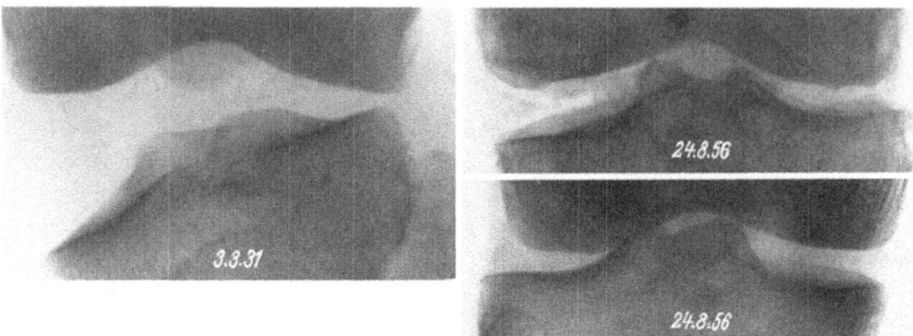

Abb. 51. 33jähriger Schaffner, der am 3. 3. 1931 von der Straßenbahn erfaßt und zu Boden geschleudert wurde. Sofortige Einlieferung mit dem Krankenwagen in das Unfallkrankenhaus. Die ohne Lokalanaesthesie gehaltene Röntgenaufnahme ergab eine Aufklappbarkeit des linken inneren Kniegelenksspaltes von 35 mm. Eine Vergleichsaufnahme wurde nicht gemacht. Lagerung des Beines auf Braunscher Schiene. Am 11. 3. 1931 Punktion von 20 cm³ blutig seröser Gelenkflüssigkeit und Anlage einer Gipshülse für 60 Tage. Zu kurze Ruhigstellung. 17 Tage stationäre und 135 Tage ambulante Behandlung. Nachuntersuchung am 24. 8. 1956. Der Verletzte übt noch seinen alten Beruf aus. Subjektiv keine Beschwerden. Gang sicher. Das linke Knie ist äußerlich unauffällig. Keine Atrophie der Oberschenkelmuskulatur. Beweglichkeit des linken Kniegelenkes von 180—70°, gegenüber 180—55° rechts. Keine Schublade. Die Röntgenkontrolle ergab eine Aufklappbarkeit des inneren linken Kniegelenksspaltes von 12 mm gegenüber 7 mm der Vergleichsseite. Leichte Arthrose im linken Kniebereich. Schatten des inneren Meniscus ist gut zu sehen

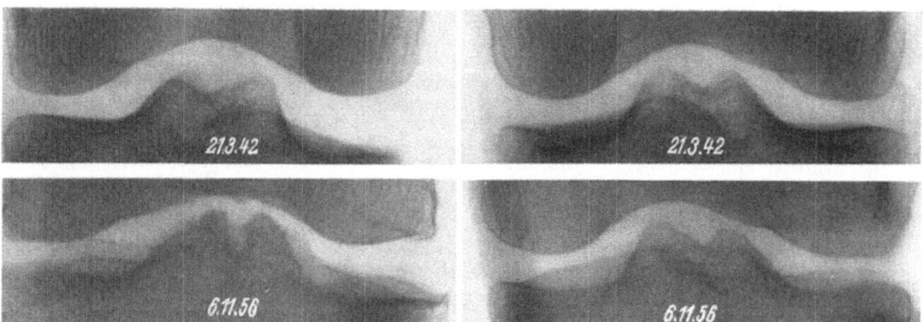

Abb. 52. 18jähriger Hilfsarbeiter, dem am 21. 3. 1942 eine 50 kg schwere Eisenplatte auf die Außenseite des rechten Knies fiel. Sofortige Einlieferung mit dem Krankenwagen in das Unfallkrankenhaus. Die ohne LA gehaltenen Röntgenaufnahmen ergaben eine Aufklappbarkeit des rechten inneren Kniegelenksspaltes von 13 mm gegenüber 8 mm der Vergleichsseite. Lagerung auf Braunscher Schiene. Am 23. 3. 1942 Punktion von 20 cm³ blutig-seröser Gelenksflüssigkeit. Am 30. 3. 1942 wurde eine Gipshülse für 57 Tage angelegt. 10 Tage stationäre und 112 Tage ambulante Behandlung. Nachuntersuchung am 6. 11. 1956. Der Verletzte übt noch seinen alten Beruf aus. Habe ständig Schmerzen im rechten Kniegelenk. Knie rechts etwas geschwollen. Atrophie der Oberschenkelmuskulatur von 1,5 cm. Kniegelenksbeweglichkeit rechts von 175—75° gegenüber 175—55° links. Keine Schublade. Verdacht auf Verletzung des äußeren Meniscus. Die Röntgenkontrolle ergab eine Aufklappbarkeit des rechten inneren Kniegelenksspaltes von 13 mm gegenüber 9 mm der Vergleichsseite. Außerdem besteht im rechten Kniegelenksbereich eine leichte Arthrose

Kniegelenk richten. Überhaupt soll mit Röntgenaufnahmen bei der Begutachtung nicht gespart werden, um auch Bandverknöcherungen oder Arthrosen nicht zu übersehen.

MAYR bringt in seiner „Praxis der Begutachtung" folgende Rentenrichtsätze:

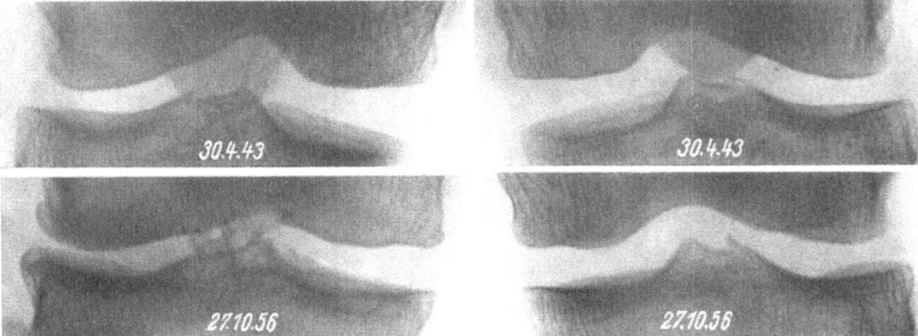

Abb. 53. 23jähriger Hilfsarbeiter, der am 30. 4. 1943 aus 3 m Höhe von einem Holzstoß sprang, dabei stürzte und sich das rechte Kniegelenk verletzte. Er konnte nicht mehr aufstehen und wurde mit dem Krankenwagen in das Unfallkrankenhaus gebracht. Die in Lokalanaesthesie gehaltenen Röntgenaufnahmen ergaben eine Aufklappbarkeit des rechten inneren Kniegelenkspaltes von 13 mm gegenüber 10 mm der Vergleichsseite. Am 3. 5. 1943 wurde eine Gipshülse für 38 Tage angelegt. 12 Wochen stationäre und 86 Tage ambulante Behandlung. Nachuntersuchung am 27. 10. 1956. Übt noch seinen alten Beruf aus. Bei Wetterwechsel habe er Schmerzen im rechten Knie, sonst nicht. Gang sicher. Knie äußerlich unauffällig, keinen Muskelschwund am Oberschenkel. Kniegelenksbeweglichkeit beiderseits 180—60°. Geringe vordere Schublade. Die Röntgenkontrolle ergab eine Aufklappbarkeit des rechten inneren Kniegelenkspaltes von 9 mm gegenüber 8 mm der Vergleichsseite. Außerdem besteht im rechten Kniegelenkbereich eine stärkere Arthrose mit beginnenden Randwülsten an der Außenseite des Schienbeins und des Oberschenkels

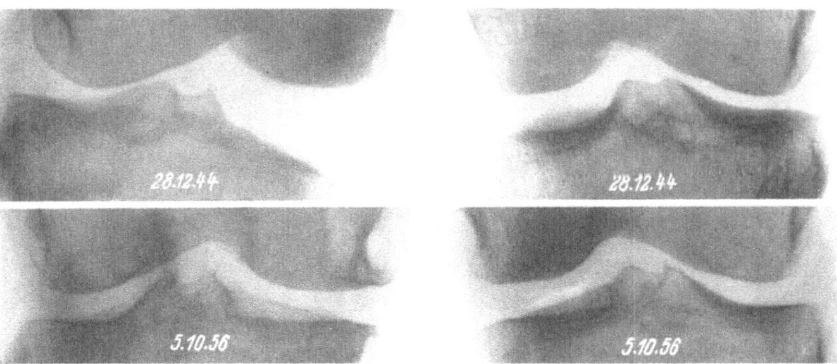

Abb. 54. 48jährige Schleiferin, die am 28. 12. 1944 von einem Auto niedergestoßen wurde und sich dabei das rechte Knie verletzte. Einlieferung mit dem Krankenwagen in das Unfallkrankenhaus. Die in Lokalanaesthesie gehaltenen Röntgenaufnahmen ergaben eine Aufklappbarkeit des rechten inneren Kniegelenkspaltes von 20 mm gegenüber 8 mm der Vergleichsseite. Lagerung auf Braunscher Schiene. Am 3. 1. 1945 wurde eine Zinkleim-Gipshülse für 104 Tage angelegt. 17 Tage stationäre und 122 Tage ambulante Behandlung. Nachuntersuchung am 5. 10. 1956. Sie habe wegen des Unfalls ihren Beruf ändern müssen. Subjektiv gibt die Verletzte dauernde Beschwerden im rechten Knie an. Sie sei wegen einer Arthritis im rechten Knie auch laufend in Behandlung bei einem praktischen Arzt. Gang sicher. Schwellung des rechten Kniegelenkes, Atrophie der Oberschenkelmuskulatur von 1 cm. Beweglichkeit von 160—90° gegenüber 180—70° der Vergleichsseite. Keine Schublade. Die Röntgenkontrolle ergab eine Aufklappbarkeit des inneren Kniegelenkspaltes von beiderseits 8 mm. Außerdem besteht eine stärkere Arthrose im rechten Kniegelenksbereich

Beweglichkeit im Kniegelenk zwischen 170—120° 25%

Beweglichkeit im Kniegelenk zwischen 180—90° 10%

Kniegelenk in Streckstellung fest, in leichter Beugestellung deutlich aufklappbar sowie Schublade 20%

Schlottergelenk, bei dem das Tragen eines Stützapparates notwendig ist. 50%

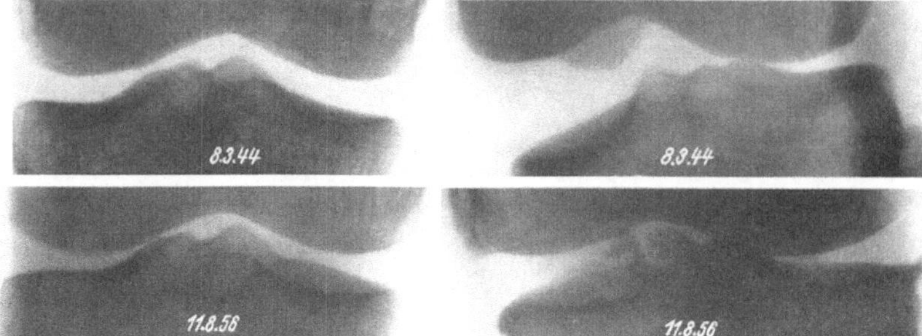

Abb. 55. 18jähriger Hilfsarbeiter, der am 6. 3. 1944 stürzte und sich das linke Knie verletzte. Konnte noch mit Mühe nach Hause gehen und machte Umschläge. Da die Beschwerden nicht nachließen, suchte er am 8. 3. 1944 das Unfallkrankenhaus auf. Die ohne Lokalanaesthesie gehaltenen Röntgenaufnahmen ergaben eine Aufklappbarkeit des linken inneren Kniegelenkspaltes von 22 mm gegenüber 9 mm der Vergleichsseite. Anlage einer Gipshülse für 84 Tage. 155 Tage ambulante Behandlung. Nachuntersuchung am 11. 8. 1956. Übt seinen alten Beruf aus. Subjektiv werden zeitweilig bei längerem Gehen Schmerzen im linken Knie angegeben. Der Gang ist sicher. Das linke Knie ist äußerlich unauffällig. Kein Muskelschwund am Oberschenkel. Kniegelenk von 170—50° beweglich gegenüber 180—50° der Vergleichsseite. Die Röntgenkontrolle ergab eine Aufklappbarkeit des linken inneren Kniegelenkspaltes von 11 mm gegenüber 8 mm der Vergleichsseite. Außerdem besteht eine stärkere Arthrose im linken Kniebereich

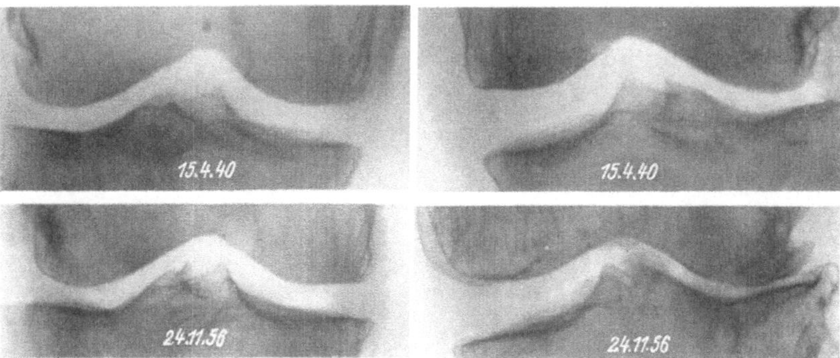

Abb. 56. 71jährige Hausfrau, die am 24. 3. 1940 beim Skifahren stürzte und sich das linke Knie verletzte. Konnte nachher nur mehr einige Schritte gehen. Am 26. 3. 1940 wurde auswärts eine vordere und hintere Gipsschiene angelegt. Am 15. 4. 1940 kam sie in die Behandlung des Unfallkrankenhauses. Die *ohne* Lokalanaesthesie gehaltenen Röntgenaufnahmen ergaben eine Aufklappbarkeit des linken inneren Kniegelenkspaltes von 14 mm gegenüber 9 mm der Vergleichsseite. Anlage einer Zinkleim-Gipshülse für 55 Tage. Verspätet ruhiggestellt! 55 Tage ambulante Behandlung. Nachuntersuchung am 24. 11. 1956. Die Verletzte ist jetzt 88 Jahre alt. Wegen eines Herzleidens betreibe sie seit einem Jahr keinen Sport mehr (vorher im Sommer Gymnastik und im Winter Eislaufen). Seitdem die Verletzte den Sport eingestellt hat, sei sie im linken Kniegelenk unsicher geworden und habe nun auch Schmerzen. Das linke Knie ist äußerlich unauffällig. Kein Muskelschwund am Oberschenkel. Kniegelenke beiderseits von 175—60° beweglich. Keine Schublade. Die Röntgenkontrolle ergab eine Aufklappbarkeit des inneren Kniegelenkspaltes von 14 mm gegenüber 8 mm der Vergleichsseite. Sehr starke Arthrose mit großen Randwülsten an der Außenseite des linken Kniegelenkes. Der Gelenkspalt ist an der Außenseite wegen der Zerstörung des Knorpels sehr eng. Rechts Entrundung des inneren Schienbeinrandes. Die Verletzte war trotz der Arthrose 15 Jahre lang beschwerdefrei

Außerdem gab mir Herr Medizinalrat Dr. S. Mayr, Chefarzt der Allgemeinen Unfallversicherungsanstalt Wien, noch folgende Richtlinien für die Begutachtung der Zerreißungen der Knieseitenbänder an:

Kniegelenke, die in Streckstellung nach Seitenbandzerreißungen seitenfest sind und keine Schublade haben, sind für die meisten schweren Arbeiten geeignet.

Verletzte, bei denen das Kniegelenk in Streckstellung fest ist und die in leichter Beugestellung keine starke Lockerung der Seitenbänder haben, müssen trotz dem gleichzeitigen Vorhandensein einer leichten Schublade nicht berentet werden.

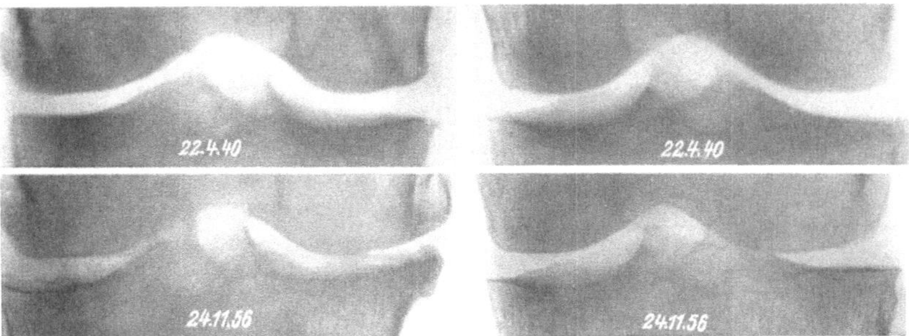

Abb. 57. 35jähriger Schweißer, der am 5. 4. 1940 stürzte und sich das rechte Knie verletzte. Suchte am nächsten Tag einen praktischen Arzt auf, der eine Knieprellung feststellte und Umschläge verordnete. Sonst keine weitere Behandlung. Da die Beschwerden nicht nachließen, suchte er am 22. 4. 1940 das Unfallkrankenhaus auf. Die *ohne* Lokalanaesthesie gehaltenen Röntgenaufnahmen ergaben eine Aufklappbarkeit des rechten inneren Kniegelenkspaltes von 7 mm gegenüber 6 mm der Vergleichsseite sowie eine leichte Arthrose mit Entrundung der Gelenksränder beider Schienbeine. Anlage eines Zinkleimverbandes für den Unterschenkel und einer Idealbinde für das Kniegelenk. 26 Tage ambulante Behandlung. Nachuntersuchung am 24. 11. 1956. Übt noch seinen alten Beruf aus. Beschwerden habe er beim Aufstehen nach langem Sitzen. Knie ist rechts äußerlich unauffällig. Keine Muskelatrophie am Oberschenkel. Beweglichkeit im rechten Kniegelenk von 175—55° gegenüber 180—55° links. Keine Schublade. Die Röntgenkontrolle ergab eine Aufklappbarkeit des rechten inneren Kniegelenkspaltes von 3 mm anscheinend wegen Knorpelschwund mit starken Randwülsten an der Innenseite des Kniegelenkes (sehr starke Arthrose) und Entrundung der Schienbeinränder am linken Kniegelenk (leichte Arthrose)

XIX. Berentung nach Knieseitenbandzerreißung

Von den 1211 Verletzten, die eine Zerreißung des inneren oder des äußeren Knieseitenbandes hatten und sowohl frisch als auch alt in die Behandlung des Unfallkrankenhauses Wien kamen, fanden sich 231 Seitenbandzerreißungen *ohne* Nebenverletzungen, die durch Betriebsunfälle entstanden sind.

28 Verletzte beziehen von diesen 231 Betriebsunfällen eine Dauerrente (12,5%). Die Aufteilung der Rentner zeigt die Tabelle 37.

Tabelle 37

Rentenhöhe	Anzahl der Fälle

1. *Frische* Seitenbandzerreißungen, *konservativ* behandelt (199)

10%	2
20%	13
25%	3
30%	4

2. *Alte* Seitenbandzerreißungen, *konservativ* behandelt (23)

20%	3
25%	1

Tabelle 37. *(Fortsetzung)*

Rentenhöhe	Anzahl der Fälle

3. *Frische* Seitenbandzerreißungen, *operativ* behandelt (7)

20%	1

4. *Alte* Seitenbandzerreißungen, *operativ* behandelt (2)

40%	1

Von den 28 Dauerrentnern konnten 15 Verletzte, die frisch in die Behandlung des Unfallkrankenhauses kamen und konservativ behandelt wurden, sowie einer, der auswärts konservativ behandelt wurde, nachuntersucht werden.

In die folgende Betrachtung werden nur die 15 frischen, konservativ behandelten und nachuntersuchten Fälle ohne Nebenverletzungen einbezogen. Diese beziehen die in Tabelle 38 angegebenen Dauerrenten.

Das Alter der Rentner sowie die primär röntgenologisch festgestellte Differenz der Aufklappbarkeit bei der Verletzung zeigen die Tabellen 39 und 40.

Die Behandlung bestand bei 14 Fällen in einer Gipshülse, bei einem wurde nur ein Zinkleimverband für den Unterschenkel und eine Idealbinde für das Kniegelenk angelegt. Die Gipshülse blieb im Durchschnitt 85,8 Tage liegen, so daß demnach die Ruhigstellung, bezogen auf 1 mm der primär röntgenologisch festgestellten Differenz der Aufklappbarkeit zwischen verletztem und nicht verletztem Kniegelenk, durchschnittlich 8,2 Tage betrug.

Tabelle 38

Rentenhöhe	Anzahl der Fälle
10%	1
20%	8
25%	3
30%	3
Insgesamt:	15

Tabelle 39

Jahre	Anzahl der Fälle
20—29	3
30—39	1
40—49	3
50—59	6
60—69	2
Insgesamt:	15

Tabelle 40. *Differenz der primären röntgenologisch festgestellten Aufklappbarkeit zwischen verletztem und nicht verletztem Kniegelenk in Millimetern vor der Behandlung und bei der Nachuntersuchung*

Vor der Behandlung		Bei der Nachuntersuchung	
in mm	Zahl der Fälle	in mm	Zahl der Fälle
6	3	0	4
7	1	1	3
8	3	2	3
9	1	3	2
10	2	5	2
11	2		
17	1	Ein Verletzter verweigerte die	
20	1	Röntgenkontrolle	
24	1		
Insgesamt:	15		

Die Nachuntersuchung erfolgte 6—20 Jahre nach der Verletzung. Es wurden wieder gehaltene Röntgenaufnahmen, auch der nicht verletzten Seite gemacht. 5 Verletzte hatten keinerlei Aufklappbarkeit, 10 eine von 1—5 mm, während 1 Verletzter seine Zustimmung zur gehaltenen Röntgenaufnahme verweigerte. 7 Fälle haben keine Arthrose, 6 eine leichte und einer eine stärkere. 5 Verletzte haben auch auf der Vergleichsseite eine Arthrose, die bei zweien aber im verletzten Kniegelenk stärker ausgeprägt ist. Ein Stieda I-Schatten war bei zweien und eine Bandverknöcherung bei einem nachweisbar.

Die Bewegungseinschränkung zeigt Tabelle 41.

Tabelle 41

Streckhemmung in Grad	Zahl der Fälle	Beugehemmung in Grad	Zahl der Fälle
— 5	3	— 5	1
6—10	1	6—10	3
26—30	1	11—15	2
		16—20	1
Insgesamt: 5		21—25	1
		30—40	1
		Insgesamt: 9	

Bei 6 Verletzten war bei der Nachuntersuchung eine vordere Schublade nachweisbar, die bei einem Fall stark ausgeprägt war. Einer hatte eine leichte vordere und hintere Schublade.

Im Folgenden soll eine genaue Darstellung der 15 nachuntersuchten Fälle mit Seitenbandzerreißung, die eine Dauerrente beziehen, gegeben werden. Ein Großteil dieser Renten ist gegeben worden, obwohl *kein* objektiver Befund vorlag. Diese Einschätzungen bei normalem Zustand des Kniegelenkes sind nur von einem einzigen Gutachter ausgegangen, bei dem die Diagnose „Seitenbandzerreißung" genügte, um eine Rente zu geben, während die anderen Einschätzungen in der Regel dem objektiven Befund entsprechen.

Fall 1: 58jähriger Hilfsarbeiter, der am 12. 11. 1947 von einem umfallenden Gerüst am linken Knie getroffen wurde. Sofortige Einlieferung mit dem Krankenwagen in das Unfallkrankenhaus. Die in Lokalanaesthesie gehaltenen Röntgenaufnahmen ergaben eine Aufklappbarkeit des inneren Kniegelenksspaltes von 27:7 mm. Lagerung auf Braunscher Schiene. Wegen Auftreten eines starken Ergusses Punktion. Am 15. 11. 1947 Anlegen einer Zinkleim-Gipshülse für 110 Tage. 8 Tage stationäre und 220 Tage ambulante Behandlung.

Nachuntersucht am 10. 8. 1956. Seinen Beruf übt er nicht mehr aus. Ist in der Zwischenzeit Altersrentner geworden. Kommt mit Stock. Klagt über Schmerzen im linken Kniegelenk und würde auch unsicher gehen. Das Kniegelenk ist äußerlich unauffällig. Muskelschwund am Oberschenkel von 0,5 cm. Beweglichkeit des linken Kniegelenkes von 170—75° gegenüber 170—60° der Vergleichsseite. Geringe vordere Schublade. Die Röntgenkontrolle ergab eine Aufklappbarkeit des inneren Kniegelenksspaltes von 12:11 mm. Bezieht eine 20%ige Dauerrente.

Fall 2: 53jähriger Hilfsarbeiter, dem am 8. 8. 1938 ein Teil eines Holzdaches auf das rechte Kniegelenk fiel. Wegen Schmerzen und Schwellung suchte er am nächsten Tag das Unfallkrankenhaus auf. Die in Lokalanaesthesie gehaltenen Röntgenaufnahmen ergaben eine Aufklappbarkeit des inneren Gelenkspaltes von

15:9 mm. Sofortiges Anlegen einer Gipshülse für 58 Tage. 4 Tage stationäre und 125 Tage ambulante Behandlung. Im Dezember 1941 wurde ihm von einem Orthopäden ein Schienenhülsenapparat verschrieben und anläßlich einer Schiedsgerichtsverhandlung eine Dauerrente von 20% zugesprochen.

Nachuntersucht am 26. 11. 1956. Verletzter ist in der Zwischenzeit Altersrentner geworden. Trägt Schienenhülsenapparat rechts, geht hinkend, habe dauernd stärkere Schmerzen. Das Kniegelenk ist äußerlich unauffällig. Kein Muskelschwund am Oberschenkel. Kniebeweglichkeit beiderseits von 180—70°. Geringe vordere Schublade. Benützungszeichen an beiden Beinen gleich. Die gehaltenen Röntgenaufnahmen ergaben eine Aufklappbarkeit des inneren Kniegelenkspaltes von 11:9 mm. Röntgenologisch sonst keine Auffälligkeiten. Der Schienenhülsenapparat zeigte keine Benützungszeichen. Er wurde anscheinend nur für Untersuchungen angelegt.

Fall 3: 24jähriger Kesselwärter, der am 17. 4. 1936 über 3 Stufen fiel und sich das rechte Kniegelenk verletzte. Sofortige Einlieferung in das Unfallkrankenhaus. Die ohne Lokalanaesthesie gehaltenen Röntgenaufnahmen ergaben eine Aufklappbarkeit des inneren Kniegelenkspaltes von 13:7 mm. Lagerung auf Braunscher Schiene. Nach 2 Tagen Punktion von 40 cm³ und nach weiteren 6 Tagen von 50 cm³ blutig seröser Flüssigkeit. Anschließend Zinkleimverband für den Unterschenkel und Idealbinde für das Kniegelenk. 21 Tage stationäre und 8 Tage ambulante Behandlung. Am 13. 5. 1937 kippte der Verletzte beim Gehen um und verspürte einen heftigen Schmerz im rechten Kniegelenk. Am 19. 5. 1937 auswärts operative Entfernung des inneren rechten Meniscus. Wegen Einklemmungserscheinungen wurde am 21. 7. 1939 das rechte Kniegelenk auswärts neuerlich eröffnet und auch der äußere Meniscus abgetragen.

Nachuntersucht am 21. 8. 1956. Übt noch seinen alten Beruf aus. Trägt Kniestrumpf. Hat mäßige Beschwerden, Knie verdickt. Kniebeweglichkeit rechts 170—60° gegen links 175—50°. Atrophie der Oberschenkelmuskulatur von 2 cm. Starke vordere Schublade. Die Röntgenkontrolle ergab eine Aufklappbarkeit des inneren Kniegelenkspaltes von 7:7 mm. Stärkere Arthrose. Bezieht eine 30%ige Dauerrente. (Abb. 46 u. 47).

Fall 4: 45jährige Hilfsarbeiterin, die am 22. 1. 1937 über ein Holzscheit stolperte und sich dabei das linke Knie verletzte. Wegen Schmerzen suchte sie am gleichen Tag das Unfallkrankenhaus auf. Die ohne Lokalanaesthesie gehaltenen Röntgenaufnahmen ergaben eine Aufklappbarkeit des inneren Kniegelenkspaltes von 17:7 mm. Lagerung auf Braunscher Schiene. Am 24. 1. 1937 Anlegen einer Zinkleim-Gipshülse für 114 Tage. 6 Tage stationäre und 178 Tage ambulante Behandlung.

Nachuntersucht am 28. 8. 1956. Ist noch als Hilfsarbeiterin tätig. Habe mäßige Beschwerden beim Gehen in Form von Unsicherheit. Das Kniegelenk ist unauffällig. Muskelatrophie am Oberschenkel von 0,5 cm. Beweglichkeit des linken Kniegelenkes von 170—85° gegenüber 180—60° der Vergleichsseite. Keine Schublade. Die Röntgenkontrolle ergab eine Aufklappbarkeit des inneren Gelenkspaltes von 7:7 mm. Bandverknöcherung am inneren Oberschenkelknorren von 4:3 mm. Bezieht eine 20%ige Dauerrente.

Fall 5: 47jähriger Hilfsarbeiter, dem am 23. 5. 1950 eine Betonplatte auf das linke Knie fiel. Sofortige Einlieferung mit dem Krankenwagen in das Unfallkrankenhaus. Die in Lokalanaesthesie gehaltenen Röntgenaufnahmen ergaben eine Aufklappbarkeit des inneren Gelenkspaltes von 18:8 mm. Sofortiges Anlegen einer Gipshülse für 108 Tage. 10 Tage stationäre und 201 Tage ambulante Behandlung.

Nachuntersucht am 6. 7. 1954. Übt seinen alten Beruf aus. Bei längerem Gehen habe er Schmerzen. Knie unauffällig. Kein Muskelschwund. Beweglichkeit im Kniegelenk von 175—60° beiderseits. Keine Schublade. Die Röntgenkontrolle ergab eine Aufklappbarkeit des inneren Kniegelenkspaltes von 10:8 mm. Bezieht eine 25%ige Dauerrente.

Fall 6: 62jähriger Hilfsarbeiter, der am 20. 7. 1950 von einem Formkasten am rechten Kniegelenk getroffen wurde. Wegen Schwellung und Schmerzen suchte er am 21. 7. 1950 das Unfallkrankenhaus auf. Die in Lokalanaesthesie gehaltenen

Röntgenaufnahmen ergaben eine Aufklappbarkeit des inneren Kniegelenkspaltes von 15:9 mm. Anlegen einer Zinkleim-Gipshülse für 63 Tage. 4 Tage stationäre und 176 Tage ambulante Behandlung.

Nachuntersucht am 18. 10. 1954. Ist in der Zwischenzeit Altersrentner geworden. Klagt über stechende Schmerzen in der Wade. Kniegelenk unauffällig. Kein Muskelschwund. Beweglichkeit des rechten Kniegelenkes von 165—60° gegenüber 170—60° der Vergleichsseite. Keine Schublade. Die Röntgenkontrolle ergab eine Aufklappbarkeit des inneren Kniegelenkspaltes von 8:7 mm sowie eine mittlere Arthrose in *beiden* Kniegelenken. Bezieht eine 20%ige Dauerrente.

Fall 7: 51jähriger Werksarbeiter, der am 27. 6. 1950 auf einer Betonböschung abrutschte und sich das linke Kniegelenk verletzte. Sofortige Einlieferung mit dem Krankenwagen in das Unfallkrankenhaus. Die in Lokalanaesthesie gehaltenen Röntgenaufnahmen ergaben eine Aufklappbarkeit des inneren Kniegelenkspaltes von 17:9 mm. Am 28. 6. 1950 Anlegen einer Zinkleim-Gipshülse für 55 Tage. 2 Tage stationäre und 107 Tage ambulante Behandlung.

Nachuntersucht am 7. 7. 1956. Übt seinen alten Beruf aus. Wäre beim Gehen unsicher. Knie unauffällig, kein Muskelschwund. Beweglichkeit im Kniegelenk von 175:55°, beiderseits. Keine Schublade. Die Röntgenkontrolle ergab eine Aufklappbarkeit des inneren Kniegelenkspaltes von 9:9 mm. Angedeutete Arthrose im linken Kniegelenk. Bezieht eine 20%ige Dauerrente.

Fall 8: 61jährige Hilfsarbeiterin, die am 18. 7. 1950 beim Reinigen eines Raumes ausrutschte und sich das rechte Kniegelenk verletzte. Einlieferung mit dem Krankenwagen in das Unfallkrankenhaus. Die in Lokalanaesthesie gehaltenen Röntgenaufnahmen ergaben eine Aufklappbarkeit des inneren Kniegelenkspaltes von 28:11 mm. Außerdem bestand eine leichte Arthrose. Sofortiges Anlegen einer Zinkleim-Gipshülse für 109 Tage. 3 Tage stationäre und 194 Tage ambulante Behandlung.

Nachuntersucht am 18. 10. 1954. Ist in der Zwischenzeit Altersrentnerin geworden. Habe Schmerzen in beiden Beinen. Leide auch an chronischer Gelenksentzündung. Geringe Schwellung des rechten Kniegelenkes. Kein Muskelschwund am Oberschenkel. Beweglichkeit des rechten Kniegelenkes von 180—70° gegenüber 180—55° der Vergleichsseite. Keine Schublade. Die Röntgenkontrolle ergab eine Aufklappbarkeit des inneren Kniegelenkspaltes von 13:11 mm. Leichte Arthrose beiderseits, rechts aber etwas stärker. Bezieht eine 30%ige Dauerrente.

Fall 9: 51jähriger Gerüster, der am 3. 7. 1948 auf dem Weg zur Arbeit als Motorradfahrer mit einem LKW zusammenstieß und sich dabei das linke Knie verletzte. Sofortige Einlieferung mit dem Krankenwagen in das Unfallkrankenhaus. Die in Lokalanaesthesie gehaltenen Röntgenaufnahmen ergaben eine Aufklappbarkeit des inneren Kniegelenkspaltes von 31:7 mm. Sofortiges Anlegen einer Gipshülse für 114 Tage. 2 Tage stationäre und 210 Tage ambulante Behandlung.

Nachuntersucht am 6. 8. 1956. Übt noch seinen alten Beruf aus. Geht hinkend. Spürt den Wetterwechsel. Das Kniegelenk ist unauffällig, kein Muskelschwund am Oberschenkel. Beweglichkeit des linken Kniegelenkes von 180—55° gegenüber 180—50° der Vergleichsseite. Vordere Schublade. Die Röntgenkontrolle ergab eine Aufklappbarkeit des inneren Kniegelenkspaltes von 12:7 mm. Leichte Arthrose in beiden Kniegelenken, die auf der Vergleichsseite etwas geringer ist. Bezieht eine 20%ige Dauerrente.

Fall 10: 25jähriger Hilfsarbeiter, dem am 25. 3. 1952 ins Gleiten gekommene Mehlsäcke auf die Außenseite des rechten Kniegelenkes fielen. Sofortige Einlieferung mit dem Krankenwagen in das Unfallkrankenhaus. Die in Lokalanaesthesie gehaltenen Röntgenaufnahmen ergaben eine Aufklappbarkeit des inneren Gelenkspaltes von 17:9 mm. Anlegen einer Gipshülse für 72 Tage. 86 Tage ambulante Behandlung.

Nachuntersucht am 5. 7. 1956. Habe wegen der Knieverletzung einen Berufswechsel durchgemacht. Beschwerden beim Tragen von schweren Lasten. Außerdem sei er beim Gehen über Unebenheiten unsicher. Das Kniegelenk ist äußerlich unauffällig, kein Muskelschwund. Beweglichkeit des rechten Kniegelenkes von 180 bis 50° beiderseits. Angedeutete vordere Schublade. Die durchgeführte Röntgenkontrolle ergab eine Aufklappbarkeit des inneren Gelenkspaltes von 9:9 mm. Bezieht eine Dauerrente von 20%.

Fall 11: 52jähriger Hilfsarbeiter, dem am 24. 2. 1936 bei Abladearbeiten ein 50 kg schwerer Sack auf die Außenseite des linken Kniegelenkes fiel. Sofortige Einlieferung mit dem Krankenwagen in das Unfallkrankenhaus. Die in Lokalanaesthesie gehaltenen Röntgenaufnahmen ergaben eine Aufklappbarkeit des inneren Kniegelenkspaltes von 18:7 mm. Lagerung auf Braunscher Schiene. Am 26. 2. 1936 Punktion von 25 cm³ blutig-seröser Flüssigkeit und Anlegen einer Zinkleim-Gipshülse für 72 Tage. 16 Tage stationäre und 56 Tage ambulante Behandlung.

Nachuntersucht am 21. 8. 1956. Ist in der Zwischenzeit Altersrentner geworden. Hat mäßige Beschwerden im linken Kniegelenk. Das Gelenk ist unauffällig, kein Muskelschwund. Beweglichkeit des linken Kniegelenkes von 175—85⁰ gegenüber 175—65⁰ der Vergleichsseite. Keine Schublade. Die Röntgenkontrolle ergab eine Aufklappbarkeit des inneren Kniegelenkspaltes von 10:7 mm. Außerdem besteht ein Stieda-Schatten von 2:1 mm am inneren Oberschenkelknorren und eine leichte Arthrose, die in beiden Kniegelenken gleich ausgebildet ist. Bezieht eine 25%ige Dauerrente.

Fall 12: 32jähriger Anstreichergehilfe, der am 14. 9. 1944 im Betrieb über eine Stiege 2 Meter tief hinabstürzte und sich das linke Kniegelenk verletzte. Einlieferung mit Rettung in das Unfallkrankenhaus. Die in Lokalanaesthesie gehaltenen Röntgenaufnahmen ergaben eine Aufklappbarkeit des linken inneren Kniegelenkspaltes von 20:12 mm. Lagerung auf Braunscher Schiene. Am 15. 9. 1944 Anlegen einer Gipshülse für 123 Tage. 11 Tage stationäre und 166 Tage ambulante Behandlung. Zu bemerken ist noch, daß der Verletzte im Alter von 11 Jahren an Kinderlähmung erkrankt war.

Nachuntersucht am 20. 10. 1956. Habe in der Nacht immer Krämpfe im linken Knie, auch beim Stiegenabwärtsgehen sei er unsicher. Müsse immer eine Bandage für das Kniegelenk tragen. Habe auch seinen Beruf wegen der Knieverletzung wechseln müssen. Linke untere Extremität zur Gänze muskelverschmälert. Beweglichkeit des linken Kniegelenkes von 150—90⁰ gegenüber 180—50⁰ der Vergleichsseite. Mittlere vordere und hintere Schublade. Zu einer Röntgenkontrolle verweigerte der Verletzte seine Zustimmung. Bezieht eine 25%ige Dauerrente.

Fall 13: 40jähriger Mitfahrer, der am 24. 8. 1944 1 m tief vom Lastwagen stürzte und sich das rechte Kniegelenk verletzte. Einlieferung mit dem Krankenwagen in das Unfallkrankenhaus. Die in Lokalanaesthesie gehaltenen Röntgenaufnahmen ergaben eine Aufklappbarkeit des rechten inneren Kniegelenkspaltes von 15:8 mm. Sofortiges Anlegen einer Gipshülse für 62 Tage. 135 Tage ambulante Behandlung.

Nachuntersucht am 20. 10. 1956. Wegen der Knieverletzung habe er seinen Beruf wechseln müssen. Beim Stiegensteigen wäre er unsicher. Kniegelenk äußerlich unauffällig. Kein Muskelschwund. Kniebeweglichkeit 180—45⁰ beiderseits. Keine Schublade. Die durchgeführte Röntgenkontrolle ergab eine Aufklappbarkeit des inneren Kniegelenkspaltes von 12:9 mm. Bezieht eine 20%ige Dauerrente.

Fall 14: 51jähriger Matrose, der am 15. 3. 1951 an Bord über Eisenstangen stolperte und sich das linke Knie verletzte. Wurde in ein auswärtiges Krankenhaus eingeliefert, wo eine Prellung des linken Kniegelenkes festgestellt und eine elastische Binde verordnet wurde. Da jedoch die Schmerzen zunahmen, suchte er am nächsten Tag das Unfallkrankenhaus auf. Die ohne Lokalanaesthesie gehaltenen Röntgenaufnahmen ergaben eine Aufklappbarkeit des linken inneren Kniegelenkspaltes von 20:11 mm. Anlegen einer Zinkleim-Gipshülse für 67 Tage. 111 Tage ambulante Behandlung.

Nachuntersucht am 23. 6. 1956. Hat starke Schmerzen beim Stiegensteigen im linken Kniegelenk. Dieses deutlich verdickt. Kein Muskelschwund. Keine Schublade. Überstreckungsschmerz an der Innenseite, daselbst auch Außenrotationsschmerz. Druckschmerzhaftigkeit des inneren Gelenkspaltes. Kniebeweglichkeit von 170—80⁰ gegenüber 180—55⁰ der Vergleichsseite. Die durchgeführte Röntgenkontrolle ergab eine Aufklappbarkeit des inneren Kniegelenkspaltes von 12:11 mm. Leichte Arthrose, die jedoch beiderseits gleich stark ist. Einschätzung mit einer 10%igen Dauerrente.

Übersicht über 15 frische innere Seitenbandzerreißungen, konservativ behandelt, die eine Dauerrente beziehen

Fortlaufende Nummer	Alter des Verletzten zur Zeit der Verletzung	Primäre Differenz der Aufklappbarkeit zwischen verletzter und nicht verletzter Seite in mm	Art der Behandlung	Dauer der ununterbrochenen Ruhigstellung in Tagen	Stellung des Kniegelenkes im Gipsverband in Winkelgraden	Dauer des stationären Aufenthaltes in Tagen	Dauer der ambulanten Behandlung in Tagen	Bestehende Arthrose oder Bandverknöcherung zur Zeit der Verletzung	Alter des Verletzten bei der Nachuntersuchung	Differenz der Aufklappbarkeit zwischen verletzter und nicht verletzter Seite bei der Nachuntersuchung in mm	Arthrose bei der Nachuntersuchung	Arthrose der Vergleichsseite bei der Nachuntersuchung	Bandverknöcherungen bei der Nachuntersuchung	Streckhemmung in Winkelgraden bei der Nachuntersuch. gegenüber der Vergleichsseite	Beugehemmung in Winkelgraden bei der Nachuntersuch. gegenüber der Vergleichsseite	Muskelschwund am OS in cm bei der Nachuntersuchung gegenüber der Vergleichsseite	Schublade	Höhe der Dauerrente in Prozenten
1	58	20	Hülse	110	170	8	220	0	67	1	0	0	0	0	15	0,5	vordere	20
2	53	6	Hülse	58	165	4	125	0	71	2	0	0	0	0	0	0	vordere	20[1]
3	24	6	ZL-Idealbinde	23	0	21	8	0	44	0	stärkere	0	0	5	10	2	vordere	30[2]
4	45	10	Hülse	114	170	6	178	0	64	0	0	0	ja	10	25	0,5	0	20
5	47	10	Hülse	108	175	10	201	0	53	2	0	0	0	0	0	0	0	25
6	62	2	Hülse	63	160	4	176	0	66	1	leichte	leichte	0	5	0	0	0	20
7	51	8	Hülse	55	165	2	107	0	57	0	leichte	0	0	0	0	0	0	20
8	61	17	Hülse	109	165	3	194	leichte	65	2	leichte	leichte	0	0	15	1,0	0	30
9	51	24	Hülse	114	165	2	210	0	59	5	leichte	leichte	0	0	5	0	vordere	20
10	25	8	Hülse	72	170	0	86	0	28	0	0	0	0	0	0	0	vordere	20
11	52	11	Hülse	72	175	16	56	0	72	3	leichte	leichte	ja	0	20	0	0	25
12	32	8	Hülse	123	170	11	166	0	44					30	40		vordere hintere	25[3]
13	40	7	Hülse	62	165	0	135	0	52	3	0	0	0	0	0	0	vordere	20
14	51	9	Hülse	67	175	0	111	0	56	1	leichte	leichte	0	0	10	0	0	10[4]
15	24	11	Hülse	69	175	6	106	0	26	5	0	0	ja	5	10	0	vordere	30

[1] Trägt Schienenhülsenapparat, der von einem Orthopäden verordnet wurde. Die Dauerrente wurde vom Schiedsgericht zugesprochen.
[2] Operation am inneren Meniscus 1937. Operation am äußeren Meniscus 1939.
[3] In der Kindheit spinale Kinderlähmung. Verletzter verweigerte die Röntgenkontrolle.
[4] Bei der Nachuntersuchung Zeichen einer Meniscusverletzung am verletzten Kniegelenk.

6*

Fall 15: 24jähriger Kranführer, der am 9. 11. 1954 auf dem Weg von der Arbeit mit dem Fahrrad stürzte und sich das linke Kniegelenk verletzte. Einlieferung mit dem Krankenwagen in das Unfallkrankenhaus. Die in Lokalanaesthesie gehaltenen Röntgenaufnahmen ergaben eine Aufklappbarkeit des linken inneren Kniegelenkspaltes von 21:10 mm. Sofortiges Anlegen einer Gipshülse für 69 Tage. 6 Tage stationäre und 106 Tage ambulante Behandlung.

Nachuntersucht am 1. 8. 1956. Übt noch seinen alten Beruf aus. Würde unsicher gehen, so daß er oft umfalle. Kniegelenk äußerlich unauffällig. Kein Muskelschwund. Beweglichkeit des linken Kniegelenkes von 175—70° gegenüber 170—60° der Vergleichsseite. Deutliche vordere Schublade. Die durchgeführte Röntgenkontrolle ergab eine Aufklappbarkeit des linken inneren Kniegelenkspaltes von 15:10 mm sowie einen Stieda I-Schatten von 6:2 mm Größe am inneren Oberschenkelknorren. Bezieht eine 30%ige Dauerrente.

Tabelle 42

	Anzahl der Fälle	Durchschnittliche		Gesamtbehandlungszeiten				Durchschnitt der Gesamtbehandlungszeit
		stationäre Tage	ambulante Tage	kürzeste		längste		
				stat.	amb.	stat.	amb.	
Äußere Seitenbandzerreißungen *ohne* Nebenverletzungen, frisch, konservativ behandelt	17	2,32	74,2	0	9	9	120	76,52
Äußere Seitenbandzerreißungen *mit* Nebenverletzungen, frisch, konservativ behandelt	11	10,06	99,64	3	47	44	133	109,70
Äußere Seitenbandzerreißungen *ohne* Nebenverletzungen, frisch, operativ behandelt	1	11,0	74,0	11	74	11	74	85,0
Äußere Seitenbandzerreißungen *mit* Nebenverletzungen, frisch, operativ behandelt	3	22,33	80,33	18	35	25	110	102,66
Innere Seitenbandzerreißungen *ohne* Nebenverletzungen, frisch, konservativ behandelt	363	2,29	85,09	0	0	27	251	87,38
Innere Seitenbandzerreißungen *mit* Nebenverletzungen, frisch, konservativ behandelt	90	8,21	182,13	3	38	150	314	190,34
Innere Seitenbandzerreißungen *ohne* Nebenverletzungen, frisch, operativ behandelt	10	27,8	95,1	18	42	48	199	122,9
Innere Seitenbandzerreißungen *ohne* Nebenverletzungen, frisch, operativ behandelt (Ergebnisse von EHALT)	50	25,9	67,4	9	21	49	132	93,3

Zusammenfassung

In Tabelle 42 sind sämtliche Behandlungszeiten sowohl der äußeren als auch der inneren Knieseitenbandzerreißungen zusammengefaßt und außerdem noch nach der Art der Behandlung unterteilt.

Da im Unfallkrankenhaus Wien nur 10 Fälle von frischen Zerreißungen der inneren Knieseitenbänder operativ behandelt wurden, sind für diese Gruppe auch noch die Vergleichszahlen von EHALT angeführt.

Auf Grund der Nachuntersuchungsergebnisse kann man daher zusammenfassend sagen: Bei Zerreißungen sowohl der inneren als auch der äußeren Knieseitenbänder soll *immer konservativ* vorgegangen werden, denn

1. ergibt die konservative Behandlung die besten Ergebnisse,

2. ist die Behandlung einfach und kann überall ohne größere Hilfsmittel durchgeführt werden,

3. ist der Krankenhausaufenthalt, wenn überhaupt nötig, sehr kurz,

4. ist die Gesamtbehandlungszeit bedeutend kürzer als bei den operativ behandelten Seitenbandzerreißungen,

5. besteht keine Gefahr einer Kniegelenksinfektion,

6. sind die Bandverknöcherungen und Arthrosen im Kniebereich eine Ausnahme.

Das *operative* Vorgehen ist angezeigt:

1. bei knöchernen Bandausrissen mit Verschiebung, die konservativ nicht ausgeglichen werden kann,

2. bei Interposition des Seitenbandes in das Kniegelenk und

3. bei gleichzeitiger Zerreißung des Nervus peroneus.

Literatur

BÄR, H.: Mschr. Unfallheilk. **56**, 180 (1953). — BASTIEN, P.: Lille Chir. **48**, 209 (1954). — BAUMGARTNER, W.: Z. Orthop. **68**, 415 (1938). — BAYER, W.: Arch. orthop. Unfall-Chir. **40**, 201 (1939). — Zbl. Chir. **67**, 1672 (1940). — BLENCKE, A.: Z. orthop. Chir. **59**, 208 (1933). — BÖHLER, J.: Arch. orthop. Unfall-Chir. **46**, 93 (1953). — BÖHLER, L.: Technik der Knochenbruchbehandlung, Bd. II, 13. Aufl. Wien: Maudrich 1957. — Zbl. Chir. **45**, 100 (1918). — BONN, R.: Arch. klin. Chir. **120**, 751 (1922). — BONNET, A.: Traité des maladies des articulations. (Lyon) 1845. — BOSWORTH, D.: J. Bone Jt. Surg. **34 A**, 196 (1952). — CAVE, E.: Surg. Chir. Amer. **31**, 1355 (1951). — CAMPBELL, W.: Surgery **60**, 214 (1935). — Amer. J. Surg. **43**, 437 (1939). — CONVILLE, B.: Surgery **90**, 291 (1950). — DEBRUNNER, H.: Schweiz. med. Wschr. **1932**, 1246. — DEHNE, E.: Dtsch. Z. Chir. **243**, 716 (1934). — Mschr. orthop. Chir. **39**, 319 (1939). — DENK, W.: Münch. med. Wschr. **1936**, 219. — DEUBNER, H.: Arch. orthop. Chir. **33**, 125 (1933). — DICKSON, J.: Surgery **17**, 1481 (1937). — DITTEL, J.: Allg. Wr. med. Zeitung **5**, 128 (1876). — DONOGHUE, H.: J. Bone Jt Surg. **32 A**, 721 (1950). — J. Bone Jt Surg. **36 A**, 1 (1954). — EDUARDS, A.: Brit. J. Surg. **8**, 266 (1921). — EHALT, W.: Arch. orthop. Unfall-Chir. **47**, 79 (1955). — ERLER, F.: Arch. orthop. Unfall-Chir. **42**, 429 (1943). — FAGERBERG. S.: Acta radiol. (Stockh.) Suppl. 138 (1956). — FESSLER, J.: Zbl. Chir. **57**, 2273 (1930). — Dtsch. Z. Chir. **230**, 239 (1931). — Dtsch. Z. Chir. **232**, 478 (1931). — FINESCHI, G.: Minerva ortop. (Torino) **1**, 20 (1950). — FINOCHIETTO, R.: Rev. Cir. (B. Aires) **16**, 221 (1937). — FIORENTINI, A.: Arch. ortop. **63**, 291 (1950). — Cir. (B. Aires) **16**, 221 (1937). — FIORENTINI, A.: Arch. Chir. ortop. **63**, 291 (1950). — FUGAZZOLA, F.: Chir. Organi Mov. **24**, 564 (1939). — GEBHARDT, H.: Der Bandschaden des Kniegelenks. Leipzig: J. A. Barth 1935. — GIRDLESTONE, G.: Brit. med. J. **1939**, 1050. — GOLD, M.: Zbl. Chir. **60**, 2192 (1933). — HARTMANN, G.: Zbl. Chir. **79**, 626 (1954). — HAUSER, E.: Surgery **84**, 339 (1947). — HERTEL, H.: Chir. **44**, 95 (1949). — HESELER, O.: Würzb. Abh. Med. **5**, 145 (1928). — HOHMANN, G.: Zbl. Chir. **62**, 121 (1935). — HORAN, H.: Ref. in: Z. org. ges. Chir. **39**, 333 (1927). — HORWITZ, M.: Surgery **67**, 287 (1938). — Arch. Surg. (Chicago) **38**, 946 (1939). — JAKOB, F.: Münch. med. Wschr. **1937**, 127. — JELINEK, R.: Bruns' Beitr. klin. Chir. **192**, 205 (1956). — Wien. med. Wschr. **1956**, 293; **1956**, 931. — JIRASEK, A.: Cas. lék. Ces. **1933**, 1416. — Dtsch. Z. Chir. **242**, 415 (1934). — JOHNER, T.: Schweiz. med. Wschr. **1938**, 990. — JONASCH, E.: Verh. dtsch. orthop. Ges. 43. Kongr. 363 (1955). — Fortschr. Röntgenstr. **86**, 499 (1957). — Z. Orthop. **88**, 526 (1957). — Verh. dtsch. orthop. Ges. 44. Kongr. 383 (1956). — Mschr. Unfallheilk. **59**, 336 (1956). — KATZENSTEIN, M.: Zbl. Chir. **33**, 2066 (1927). — Zbl. Chir. **47**, 668 (1929). — KIRCHMAYR, L.: Fortschr. Röntgenstr. **27**, 425 (1920). — KRAUS, H.: Wien. klin. Wschr. **1935**, 1014. — KRÖMER, K.: Zbl. Chir. **64**, 868 (1937). — Chir. **44**, 680 (1949). — LAGOMARSINO, E.: Rev. Serv. Santé milit. **36**, 1050 (1937). — Rev. Orthop. **4**, 290 (1935). — LANGE, M.: Beitr. klin. Chir. **156**, 523 (1932). — LANZ, T., u. W. WACHSMUTH: Praktische Anatomie. Berlin: Springer 1938. — LAUREYS, S.: J. Radiol. Électrol. **9**, 112 (1920). — MADILHAC, S.: Mém. Acad. Chir. **75**, 155 (1949). — MANDL, F.: Med. Klin. **27**, 1309 (1931). — Wien. klin. Wschr. **1937**, 625. — J. int. Chir. **5**, 129 (1940). — Wien. med. Wschr. **1955**, 791. — MAROTTOLI, O.: Rev. Orthop. **6**, 208 (1936). — An. Cir. (B. Aires) **3**, 148 (1937). — MAYR, K.: Verh. dtsch. orthop. Ges. 42. Kongr. 216 (1954). — MAYR, S.: Praxis der Begutachtung. Wien: Maudrich 1954. — MILCH, H.: Surgery **10**, 811 (1941). — MOMMSEN, F.: Z. Orthop. **80**, 143 (1950). — Chir. **22**, 498 (1951). — OBERHOLZER, J.: Schweiz. med. Wschr. **1936**, 281. — PALMER, I.: Nord. med. T. **12**, 1955 (1936). — Acta chir. scand. **81**, Suppl. 53/1 (1938). — PELLEGRINI, A.: Clin. med. **11**, 403 (1905). — PETITPIÉRRE, M.: Helv. med. Acta **3**, 862 (1936). — PLATT, H.: Lancet **1940**, 612. — POLI, A.: Arch. ortop. (Milano) **66**, 869 (1953). — PORZELT, W.: Zbl. Chir. **59**, 1635 (1932). — QUIGLEY, T.: Amer. J. Surg. **78**, 584 (1949). — REGELE, E.: Arch. ital. Chir. **35**, 303 (1933). — REGELE, H.: Münch. med. Wschr. **1932**, 1474. — REISSIGL, H.: Dtsch. med. Wschr. **1955**, 183. — ROSEN, S.: Acta orthop. scand. **12**, 117 (1941). — RÜTHER, H.: Mschr. Unfallheilk. **58**, 148 (1955). — Z. Orthop. **85**, 510 (1955). — REYRSON, E.: Surg. Chir. Amer. **17**, 335 (1937). — SCHMIDT, K.: Chir. **26**, 411 (1955). — SCHULZE, R.: Z. Orthop. (Beil.Heft) **66**, 311 (1937). — SCOPETTA, G.: Ortop. Traum. Appar. mot. **9**, 150 (1937). — SEEMEN, V.: Zbl. Chir. **63**, 2328 (1936). — SEYSS, R.: Mschr. Unfallheilk. **59**, 353 (1956). — STIEDA, A.: Arch. klin. Chir. **85**, 815 (1908). — TROJAN, E.: Mschr. Unfallheilk. **57**, 208 (1954). — ULITSCH, K.: Zbl. Chir. **75**, 1400 (1950). — UMANSKY, A.: J. Bone et Surg. **34A**, 203 (1952). — UNGER, K.: Zbl. Chir. **64**, 2885 (1937). — VALLS, J.: Amer. J. Surg. **43**, 486 (1939). — VOECKLER, T.: Mschr. Unfallheilk. **44**, 368 (1937). — VOLKMANN, J.: Mschr. Unfallheilk. **52**, 353 (1949). — WARNER, H.: Chir. **4**, 808 (1932). — WATSON-JONES, R.: Fractures and joint injuries 3. Aufl. Edinburgh: Livingstone 1946. — WAYNER, W.: Dtsch. Z. Chir. **250**, 514 (1938). — WILLIAMS, D.: Canad. med. Assoc. J. **66**, 432 (1956). — WILSON, J.: J. Bone Jt Surg. **4**, 129 (1922). — ZAREMBA, J.: Ref. in: Z. org. ges. Chir. **56**, 601 (1932).

Namenverzeichnis

Abbott 9

Bär 7
Bastien 8
Baumgartner 5
Bayer 28
Böhler, J. 7
—, L. 16, 21
Bonn 2
Bosworth 7
Brantigam 9

Campbell 3, 5
Cave 7
Conville 7

Debrunner 2
Dehne 3, 5
Denk 4
Deubner 3
Dickson 4, 13
Donoghue 7, 8

Eduards 2
Ehalt 8

Fessler 12
Fick 9
Fineschi 7
Finochietto 5
Fiorentini 6
Fugazolla 5

Gebhardt 3
Girdlestone 5
Gold 3

Hartmann 31
Hauser 6
Hertel 6
Heseler 2
Hohmann 3
Horan 2
Horwitz 13

Jack 13
Jakob 4
Jelinek 8, 8
Jirasek 3
Johner 5
Jonasch 8, 13, 15

Katzenstein 2
Kirchmayr 21
Kraus 4
Krömer 4, 6, 22

Lagomarsino 3, 4
Lange 2

Madilhac 6
Mandl 2, 5, 6, 8
Marottoli 3, 5
Mayr, K. 8
—, S. 74
Milch 6
Mommsen 7, 7

Nicoletti 13
Nyström 10

Oberholzer 3

Palmer 3, 5, 16
Payr 10, 11
Petitpierre 4
Platt 28
Poli 7
Porzelt 2

Quigley 6, 23

Regele 3
Reissigl 8
Rosen 6
Rüther 8, 8
Ryerson 5

Saunders 9
Schmidt 8
Schulze 4
Scopetta 5
Seemen 4
Seyss 23
Smith 20

Ulitsch 6
Umansky 7
Unger 4

Valls 4, 5
Volkmann 35
Voshell 9

Warner 2
Wayner 5
Wilson 2

Zaremba 2

Sachverzeichnis

Anatomie laterales Seitenband 9
— mediales Seitenband 9
Aufklappbarkeit des Gelenksspaltes 20

Bandverknöcherungen 35
Begutachtung der Knieseitenbandzer-
reißung 73
Behandlung der Knieseitenbandzer-
reißungen 24
Behandlungsergebnisse nach Knieseiten-
bandzerreißung 37
— Äußeres Knieseitenband
— — Konservative Behandlung 38
— — Operative Behandlung 45
— Inneres Knieseitenband
— — Konservative Behandlung 48
— — Operative Behandlung 72
Berentung nach Knieseitenbandzer-
reißung 77
Bewegungsumfang des Kniegelenkes 11
Blutversorgung der Seitenbänder 10

Dauer der Ruhigstellung bei Knieseitenbandzerreißung 25
Dehnung der Seitenbänder 12

Experimentelle Untersuchungen 12

Ficksches Zeichen 23
Funktion der Seitenbänder 12

Gehaltene Röntgenaufnahme 21

Heilung der Seitenbandrisse 18

Innervation der Seitenbänder 10

Klinische Untersuchung 18

Literaturübersicht der Seitenbänder 2
Literaturverzeichnis 85

Nachbehandlung 26

Oberschenkelgipshülse 24
Oberschenkelturnen 27

Rentenrichtsätze 75
Röntgenuntersuchung 21

Seitenbandzerreißung und spinale
Kinderlähmung 34
Seitenbandzerreißung und Morbus Paget
35
Seitenbandzerreißung und Tabes 31
Seitenbandzerreißung und gleichzeitige
Verletzung d. N. peroneus 27
Stieda Schatten 35
Struktur der Seitenbänder 10
Subtibiale Seitenbandsyndrom 20
Symptomatik 18

Übungen am Kniebeugegestell 27
Übungsbehandlung im Gipsverband 25

Vergleichsaufnahme 22
Verletzungsmechanismus 15

Wahrer Gelenksspalt 23

Zinkleim-Idealbindenverband 24
Zugfestigkeit der Seitenbänder 12